Menos medicinas, más plantas

Menos medicinas, más plantas

DR. LAURENT CHEVALLIER

Traducción de Carlota Fossati Pineda

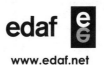

www.edaf.net

MADRID - MÉXICO - BUENOS AIRES - SAN JUAN - SANTIAGO

2016

Título original: *Moins de médicaments, plus de plantes*
© 2015, Librairie Arthème Fayard, París
© 2016, De esta edición Editorial EDAF, S.L.U., Jorge Juan 68, 1.º 28009 Madrid, por acuerdo con
International Editors' Co, Literary Agency, Provenza, 276, 1r, 08008 Barcelona
© Diseño de la cubierta: Gerardo Domínguez
© De la traducción: Carlota Fossati Pineda
Fotocomposición Diseño y Control Gráfico 2aa

Editorial EDAF, S. L. U.
Jorge Juan, 68.
28009 Madrid, España
Teléf.: (34) 91 435 82 60
www.edaf.net
edaf@edaf.net

Ediciones Algaba, S. A. de C. V.
Calle 21, Poniente 3223 - Entre la 33 Sur y la 35 Sur
Colonia Belisario Domínguez
Puebla 72180 México
Teléf.: 52 22 22 11 13 87
jaime.breton@edaf.com.mx

Edaf del Plata, S. A.
Chile, 2222
1227 Buenos Aires (Argentina)
edaf4@speedy.com.ar

Edaf Antillas/Forsa
Local 30, A-2
Zona Portuaria Puerto Nuevo
San Juan PR00920
Teléf.: (787) 707-1792
carlos@forsapr.com

Edaf Chile, S. A.
Coyancura, 2270, oficina 914, Providencia
Santiago, Chile
comercialedafchile@edafchile.cl

Abril de 2016

ISBN: 978-84-414-3624-4
Depósito legal: M-3160-2016

PRINTED IN SPAIN   IMPRESO EN ESPAÑA
COFÁS

A mis hijos Stanislas y Hadrien

Todo mi agradecimiento a Dominique Martin
Privat, farmacéutica, y a Géraldine Rey, herborista,
que están siempre disponibles para dar buenos consejos.

Índice

Introducción 11

1. **Familiarízate con todos los efectos beneficiosos de las plantas medicinales** 15
   ¿Cómo utilizar solamente las plantas? 15
   Elementos del lenguaje sobre las plantas medicinales 17

2. **Que te traten las plantas** 19
   Huesos y articulaciones 19
   Músculos y tendones 29
   Corazón y arterias 34
   Venas y capilares 40
   Estómago e intestinos 45
   Hígado y la vesícula 54
   Riñones, vías urinarias, vejiga 58
   Nariz, garganta, orejas, boca 64
   Pulmones y vías respiratorias 67
   Cerebro (trastornos orgánicos) 73
   Cerebro (psiquismo): estrés, fatiga 79
   Hormonas (disfunción), diabetes, sobrepeso y obesidad 85
   Especificidades para mujeres 91
   Especificidades masculinas 98
   Piel 102
   Cánceres 112
   Abstinencia: alcohol, tabaco 117

3. **Crea tu propia herboristería** 121
   Del abedul al ylang-ylang, descubre las virtudes de más de 120 plantas.

4. **Cocina con las plantas** 215
   De la acedera a las nueces, redescubre los sabores de más de 30 frutas y verduras.
   Verduras de hoja 217
   Legumbres 235
   Verduras «frutas» 241
   Frutas 247

Bibliografía 255
Anexos
   Índice de plantas 259
   Índice de trastornos y de patologías 263
   Índice de recetas 267

Introducción

En el siglo xx el estilo de vida del ser humano en los países occidentales experimentó una alteración: el consumo de alimentos en abundancia transformados químicamente, la contaminación de la alimentación y del entorno por los residuos de los pesticidas, cosméticos y productos de limpieza y bricolaje concentrados en sustancias químicas sospechosas, degradación violenta del entorno hasta el aire que se respira en el trabajo o en casa... El ser humano es genéticamente incapaz de controlar dicha química de síntesis: está **en gran parte inadaptada a su fisiología y altera su salud**. Por tanto, ¿no es normal que se enferme? En la actualidad uno de cada dos franceses sufre trastornos o enfermedades crónicas (alergias, enfermedades cardiovasculares, diabetes, cáncer, trastornos digestivos, depresión...). En 1980 se contabilizaron 50 000 casos nuevos de cáncer al año en Francia; hoy en día son 355 000, siendo 1 000 casos nuevos al día, con un aumento exponencial en los niños.

El «todo medicamento», modelo que vivió

Ante el desarrollo de las enfermedades, cuyo origen medioambiental de la mayoría ya no está en duda, la respuesta fue, también, química, con el uso de medicamentos de síntesis. ¡Nos encontramos, por tanto, en la situación en la que curamos afecciones cuyo origen es en parte químico con química de síntesis, con todas sus consecuencias negativas! La industria farmacéutica ha llevado a cabo un *marketing* sutil, pero agresivo con respecto a los profesionales sanitarios y a las asociaciones de pacientes con el único objetivo de vender siempre más. Si el hecho de tomar medicamentos químicos apareció hace tiempo como evidencia y progreso social, hoy en día aparece, por suerte, la consciencia de los límites. La ideología del exceso de medicación y el del tratamiento vivió.

Pero, cuidado, ¡el *marketing* se adapta! Cuando se desarrolla un fármaco, provocamos deliberadamente el temor a una recaída de la afección si alguna vez dejamos de tomarlo o disminuimos la dosis. No hay que caer en esa trampa. Si no todos los medicamentos son para rechazar, ni mucho menos, las plantas pueden ayudarte a reducir su consumo o a sustituirlos en muchas situaciones, siempre **bajo supervisión médica**, y están asociadas a un estilo de vida mejor (una alimentación adecuada y descontaminada, ejercicio físico regular al aire libre...).

Para poner en práctica la **disminución medicamentosa**, el primero de los enfoques es preventiva («prevención primaria») contra el riesgo de enfermedad: hazte cargo para limitar tu exposición a diferentes productos químicos del entorno[1] y adquiere el conocimiento necesario sobre las plantas medicinales capaces de estimular las capacidades de autocuración de tu cuerpo y de curar tus trastornos. Confiar en las plantas te permitirá tomar los medicamentos que sean absolutamente indispensables cuando sea necesario. No opongas más los tratamientos convencionales y los tratamientos a base de plantas, encuentra la correcta armonía entre ambas, bajo supervisión médica.

Las plantas del bienestar

Las plantas elaboran de forma natural un gran número de sustancias bioquímicas. Por una parte, les sirve para defenderse de los depredadores, de algunas bacterias, de microhongos, de insectos y de diversas enfermedades; por otra parte, les permite elaborar estrategias de defensa y sobre todo, adaptarse a un entorno que puede cambiar (sequía, humedad...). Cuando examinamos más detalladamente las plantas y su fisiología, quedamos atónitos por los medios que utilizan para protegerse. Las plantas también necesitan otros seres vivos para la polinización (abejas, diversos insectos, pájaros...) a los que atraen con perfumes aromáticos, sabores y colores. Por último, diversos compuestos volátiles originario de las plantas tienen propiedades que a veces son sorprendentes, tales como las que imitan las hormonas, las que reducen los espasmos digestivos o la tasa de azúcar en la sangre... Las plantas también dialogan entre sí emitiendo diversas substancias. Se ha podido demostrar así que los antílopes no pueden pastar durante un tiempo ciertos árboles de la sabana, ya que estos últimos desarrollan por reacción fuertes concentraciones de tanino en las hojas provocando un sabor amargo poco apreciado por los herbívoros.

A lo largo de los milenios las plantas han elaborado sustancias extremadamente sofisticadas que el ser humano ha sabido aprovechar empíricamente para sanarse y alimentarse. Esquemáticamente, encontramos tres tipos de compuestos[2]: los fenoles[3], los terpenos[4], los alcaloides[5]. Actualmente, gracias a los numerosos estudios científicos, es posible tener un enfoque más racional de la medicina que utiliza plantas.

---

[1] Doctor Laurent Chevallier, *El libro antitóxico*, Ediciones B, Barcelona, 2014.

[2] Francis Hallé (dir.), *Aux origines des plantes*, Fayard, París, 2008

[3] Los fenoles y los compuestos fenólicos comprenden los ácidos fenólicos, los taninos. Las cumarinas, los flavonoides, en especial con los antocianos, forman parte de esta clase bastante heterogénea de múltiples virtudes: antioxidante, antiinflamatorio de forma natural, protectora de los vasos sanguíneos...

[4] Los terpenos son moléculas de diversos tamaños: los más pequeños son volátiles y presentan propiedades antisépticas y antiespasmódicas; otros imitan las acciones de las hormonas (esteroides) y son antiinflamatorios. No todos los terpenos pueden utilizarse con fines medicinales.

[5] Los alcaloides «verdaderos» derivan de un aminoácido. En este grupo encontramos estimulantes como la cafeína, depresores como la morfina, y también quinina. Afecta al corazón y a la respiración. Algunos han de ser manejados con precaución, e incluso son contraindicados, como la atropina o el curare.

Aprovecha la naturaleza al ritmo de las estaciones

- En enero-febrero, aumento la resistencia de mi organismo con una tisana de tomillo.
- En marzo-abril, hago una cura «depurativa» que protege mi digestión con una tisana de vellosilla y de fumaria.
- En mayo-junio, elijo tomar una tisana remineralizante (romero y ortiga).
- En julio-agosto, un tisana de meliloto y hamamelis mejorará mi circulación venosa.
- En septiembre-octubre, para combatir el estrés de la vuelta a clase, le doy prioridad a una tisana de melisa antiespasmódica.
- En noviembre-diciembre, a la entrada del invierno, refuerzo mi sistema inmunitario con cápsulas de equinácea (extractos secos).

Este libro proporciona consejos y observaciones sobre el uso de las plantas medicinales. Toda ingesta, sea cual sea la forma, debe hacerse bajo supervisión de tu médico, y se tiene que plantear siempre un diagnóstico concreto en relación con tu enfermedad. En el caso de mujeres embarazadas y en el periodo de lactancia, así como en el de los niños pequeños, muchas plantas no han sido lo suficientemente estudiadas, en especial en su forma concentrada: no tomes ninguna sin prescripción médica. Nada de tratamiento prolongado sin revaluación médica regular.

1

Familiarízate con todos los efectos beneficiosos de las plantas medicinales

¿CÓMO UTILIZAR SOLAMENTE LAS PLANTAS?

Hemos seleccionado las plantas de esta obra según los criterios de la facilidad para suministrarlas y de su precio. Algunas plantas también fueron separadas, ya que no existen más que en estado salvaje y se enrarecen (la rhodiola, la arnica...) para preservar la biodiversidad, siempre que existan plantas alternativas cultivadas (la caléndula en vez de la arnica...). Asimismo, hemos eliminado la mayor parte de las plantas que pueden interactuar con los medicamentos según el estado actual de nuestros conocimientos y, para las otras, mencionamos cada vez los límites de consumición. Existen muchas formas de uso de las plantas: tisanas en infusión o decocción, tinturas madre, cápsulas vegetales a granel o en forma de extractos secos, suspensiones integrales de plantas frescas... Por lo general, hemos conservado las tres formas más relevantes y eficaces.

Las tisanas en infusión

Se pueden utilizar a cualquier edad, superada la infancia. La sustancia activa se disuelve en el agua y el promedio de tomas es de dos a tres tazas de 250 ml por día (aproximadamente de ½ litro a ¾ litro). La eficacia de estas bebidas es real. Solo recomendamos infusiones a base de flores y hojas cuyo sabor es agradable y asociamos aquellas que pueden tener un ligero amargor (manzanilla, alcachofa...) a las plantas aromáticas. Las decocciones a base de raíces y corteza muy amargas se han descartado. No deben mezclarse con las otras partes de las plantas, ya que el tiempo de extracción de los principios activos es más duradero.

Para las tisanas, poner de 1pizca a 3 dedos (3-4 g) de la mezcla de hierbas por 1 taza (250 ml). Llevar a fuego lento, dejar en infusión 10 minutos, filtrar y beber 2 tazas al día entre comidas. Todos las tisanas pueden ser adornadas con verbena olorosa para mejorar el sabor (agregar 25 g a la composición).

Las cápsulas vegetales en forma de extractos secos

El procedimiento consiste en moler la parte de la planta con el mayor número de compuestos activos. Estos se extraen con una mezcla de agua o de alcohol. Se filtra el producto resultante, se evapora y después se envasa en cápsulas vegetales. Su concentración en principios activos es de cuatro a cinco veces mayor que una sola cápsula de plantas molidas. Se elaboran en la farmacia o un laboratorio bajo control científico, lo que proporciona una garantía y tiene el mérito de facilitar su adquisición.

Las cápsulas vegetales deben ser preparadas por el farmacéutico. Toma 1 cápsula de 300 mg por la mañana y otra por la noche (a veces, una vez al día o por la noche puede ser suficiente) durante la duración del trastorno (unos 10 días) tras consultar al médico.

Los aceites esenciales (AE)

Altamente concentrados en principios activos, han de utilizarse con precaución. La extracción se lleva a cabo por el vapor de agua que arrastra los diversos principios activos, y después el conjunto se enfría en una serpentina y se recoge en un recipiente. Este procedimiento permite que el aceite esencial que flota, que es fácil de recoger, y el agua residual, llamada agua floral, se separen. Los aceites esenciales nunca deben tomarse puros, sino que deben ser diluidos en un aceite vegetal neutro. Existen varios tipos. Priorizamos el aceite de avellana en general, y en particular el aceite de rosa mosqueta para el cuidado de la piel. El aceite de macadamia es el más agradable de todos como un soporte de dilución ya que es menos «graso», pero es oneroso.

Los aceites esenciales (1 ml = 20 gotas) nunca deben tomarse puros, sino que deben ser diluidos en un aceite vegetal neutro. Se recomienda el uso externo como vía de administración (suprimir las tomas de aceites esenciales por vía oral). En inhalaciones y aplicaciones cutáneas los principios activos penetran a través de la piel.

Otras formas posibles de utilización de plantas

- **Cápsulas vegetales a granel.** Las proponemos en casos raros, cuando la forma de «extractos sólidos» aún no está disponible.
- **Extractos fluidos de plantas.** Existen varias variedades y formas: las suspensiones integrales de plantas frescas (SIPF) y los extractos de plantas frescas estandarizados (EPS). Interesantes en sí, estos productos son caros y conciernen únicamente a un número limitado de plantas. En cuanto a las tinturas madre (TM), estas relevan procesos homeopáticos con una reglamentación más restrictiva.
- **Los macerados de glicerina.** Se trata de yemas y de brotes jóvenes conservados en una solución de glicerina. ¿Es una buena idea mutilar plantas de tal forma? En última instancia, excepcionalmente, para un uso preciso y moderado.

ELEMENTOS DEL LENGUAJE DE LAS PLANTAS MEDICINALES

Las plantas suavizantes como la malva y el malvavisco regulan la secreción del moco de los bronquios y reduce la irritación de los intestinos.

Las plantas antisépticas, incluyendo el tomillo (para las vías respiratorias), el brezo o la gayuba (para las vías urinarias), descongestionan y/o limitan el desarrollo de diversas bacterias y virus.

Las plantas antiespasmódicas reducen las contracciones de la musculatura «lisa» (que son involuntarios en contraposición a los músculos de los miembros, que son por voluntarias) y disminuyen los espasmos, especialmente los de origen digestivo. La melisa y la asperilla olorosa forman parte de estas plantas. También son calmantes para el plano nervioso.

En otro ámbito, **las plantas afrodisíacas** son sobre todo estimulantes. Entre ellas cabe citar la ajedrea, la canela, el jengibre y el calamento. Las **reconstituyentes** dan «energía»: el tomillo, el romero, el eneldo… **Las plantas calmantes o sedantes**, como su nombre indica, son aquellas que reducen la irritabilidad y favorecen el sueño: la amapola, el meliloto, la melisa, la valeriana…

Las plantas astringentes, como la salicaria, restablecen un equilibrio justo mediante la reducción de las secreciones: por ejemplo, durante diarreas leves, pueden restaurar un tránsito normal. Anteriormente, se utilizaba una expresión pictórica para designar estas plantas diciendo que «aprietan el tejido» y favorecen las «cicatrizaciones», tanto internas como externas.

El término **balsámico** se utiliza para designar las plantas olorosas, aromáticas: eucalipto, pino, salvia. Las **plantas béquicas** son las que calman las dolencias respiratorias como la tos, entre las cuales las **pectorales** luchan contra la inflamación de los bronquios y de la laringe: el gordolobo, la malva, el eucalipto. En relación con las **expectorantes**, estas facilitan la evacuación de moco bronquial, particularmente con el hisopo y siempre con el eucalipto.

Las plantas digestivas mejoran la digestión, como la matricaria y la menta. Las carminativas reducen las flatulencias y el exceso de producción de gases intestinales. Se trata del eneldo, de la angélica, del comino. **Las estomacales** «refuerzan» el estómago «estimulándolo»; entre ellas se encuentran la manzanilla, la menta y la angélica. Las plantas llamadas **colagogas** favorecen la evacuación de la bilis y mejoran el funcionamiento del hígado; estas son el romero, la alcachofa, el boldo, la saponaria, el diente de león, el cardo mariano y la achicoria, que a su vez son plantas **hepáticas**, es decir, protegen el hígado. Las que son amargas, como la genciana o la fumaria, ayudan a la digestión y evitan las «fermentaciones» estimulando las secreciones digestivas. Las **laxativas** aceleran el tránsito intestinal; están las suaves, como la malva, el eupatorio o el psilio, y las «potentes», como el arraclán, la senna, y son también denominadas plantas **purgativas**.

Las plantas **depurativas** se presentan como «purificadoras de sangre», pero esto no tiene mucho significado científicamente en la actualidad. No obstante, pueden considerarse como «drenantes» coadyuvando diversos tratamientos, en particular durante los trastornos de la piel tales como el acné, con el uso de la bardana. Varios trastornos crónicos pueden igualmente beneficiarse del uso de las plantas para reducir el consumo de medicamentos convencionales.

Las plantas diuréticas que estimulan la eliminación urinaria, son numerosas, entre las cuales están el brezo, la vara de oro, la reina de los prados, el abedul, el rabo de cereza, la cola de caballo, la grama... Las **sudoríficas**, en especial el saúco, la borraja y la bardana, hacen transpirar y «eliminar» diversas toxinas.

Las **emenagogas** se ocupan de regularizar las reglas, como el sauzgatillo. Las **hemostáticas** limitan el sangrado hemorrágico, con la bistorta y la bolsa de pastor, entre otras.

Las **galactógenas** favorecen la secreción de la leche tras el parto; entre ellas están el anís, la galega y el hinojo.

Las **insecticidas** ahuyentan a los insectos (repulsivo). La lavanda, la tanaceto, el pachulí, la quassia y el pelitre son útiles para proteger la ropa.

Que te traten las plantas

Desde los albores del tiempo las plantas han asegurado el bienestar del ser humano. Si los medicamentos son claramente indispensables para poder curarse, la importancia de algunos de sus efectos secundarios e interacciones, que aún no están plenamente documentadas, debe incitarnos a salir del modelo de «todo medicamento» para abrirnos a la energía terapéutica de la naturaleza.

HUESOS Y ARTICULACIONES

Los huesos y las articulaciones forman parte del aparato locomotor. Los huesos forman el esqueleto y contienen la médula ósea, que produce células sanguíneas. Las articulaciones, a su vez, proporcionan la movilidad. El cartílago que recubre la extremidad del hueso puede desgastarse o lesionarse e inducir dolores de intensidad variable.

Artrosis

La *artrosis* resulta de una alteración del cartílago de las articulaciones. Este reumatismo se caracteriza por dolores de tipo mecánico, a diferencia de los reumatismos inflamatorios, que no se alivian con el reposo. Sin embargo, pueden existir brotes dolorosos bastante intensos, denominados congestivos, con un componente inflamatorio. Los dolores artrósicos ocasionados por una fuerte demanda o desgaste en las articulaciones; a veces es necesario hacer un desbloqueo articular por la mañana mediante unos movimientos de gimnasia suaves.

El envejecimiento favorece la artrosis, pero también favorece los trastornos del metabolismo y de sobrepeso, que entre otros causan grandes presiones sobre las articulaciones que soportan peso, como las rodillas, las caderas y la espalda.

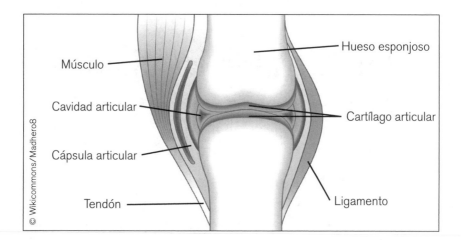

© Wikicommons/Madhero8

Músculo

Cavidad articular

Cápsula articular

Tendón

Hueso esponjoso

Cartílago articular

Ligamento

Los tratamientos convencionales*

- analgésicos: Doliprane®, Dafalgan®, Efferalgan® y otros medicamentos a base de paracetamol;
- antiinflamatorios: Profenid®, Biprofenid®, Flector®, Voltaren®, aspirina (anti-inflamatorios, analgésicos...);
- antiinflamatorios asociados a analgésicos: Ixprim®...;
- analgésicos asociados a los derivados de antiinflamatorios no esteroideos: Advil®, Brufen®, Nureflex®...;
- antiartrósicos de acción lenta: Art®, Condrosulf®, Structum®, Piascledine®, Zondar®...;
- inyección intraarticular de ácido hialurónico (viscosuplementación): Synvisc®, Hyalgan®;
- infiltraciones utilizadas en algunas articulaciones como la rodilla: Altim®, Diprostene®, Hexatrione® ;
- tratamientos locales a base de antiinflamatorios: Ketum gel®, Feldene®, Emulgel®...;
- cirugía en la que se colocan prótesis en alteraciones profundas y muy dolo-rosas de algunas articulaciones.

---

[1] Los nombres que se proporcionan en este libro de fármacos o medicamentos son similares en distintas localizaciones geográficas.

En el primer nivel de los fármacos convencionales, nos encontramos con el antiinflamatorio, a menudo recetado o prescrito de manera excesiva, a pesar de que conlleva riesgos de hemorragias digestivas, al igual que hinchazones de categoría de edema. Además, el uso de este tipo de fármaco puede efectuar trastornos renales mayores (insuficiencia renal aguda). En caso de artrosis, las plantas tienen su lugar y pueden limitar de forma muy significativa el uso de los medicamentos convencionales. La alternativa con las plantas debe ir acompañada de una atención global con una disminución del sobrepeso cuando esté presente, masajes personalizados y curas termales. La toma únicamente ocasional de analgésicos como el paracetamol (hay que tener en cuenta los efectos secundarios a nivel cardiaco y renal en caso de que las tomas sean únicamente importantes y prolongadas) y las dosis moderadas pueden acompañar el cuidado de las plantas.

Mi tisana antiartrósica (p. 16)

Fresno.. 50 g
Antiinflamatorio natural
Cola de caballo... 30 g
Participa en la regeneración del cartílago
Casis.. 30 g
Previene crisis dolorosas

Mis cápsulas vegetales (extractos secos, composición por cápsula) durante el periodo de la crisis dolorosa aguda

Harpagofito..0,15 g
Reine des prados...0,10 g
Ortiga...0,10 g
Analgésico y antiinflamatorios naturales, flexibilizante de las articulaciones

Mis cápsulas vegetales (extractos secos, composición por cápsula) para la prevención

Por cura de 1 mes renovable.
Cola de caballo...0,15 g
Bambú...0,15 g
Remineralizante, ayuda a regenerar el cartílago

Mis aceites esenciales (AE)

Aplicar en las zonas dolorosas.
AE de pino silvestre .... 2 ml
AE de eucalipto limonero .... 2 ml
AE de mejorana .... 2 ml
Aceite vegetal de avellana .... 34 ml

Mi pomada

Listo para ser utilizado y disponible en la farmacia. Aplicar mañana y noche sobre las zonas dolorosas.

Geldolor®6: A base de harpagofito y pimienta de cayena.

Mi alimentación

Tomar suficientes ácidos grasos omega-3 permite participar en limitar los riesgos de brotes congestivos. Se trata de consumir de forma regular pescados como la sardina, la caballa, el salmón (orgánico) y las anchoas. Utiliza también como condimento aceites de colza o de nuez (solos o en combinación con otros aceites como el aceite de oliva). Se recomienda una dieta rica en antioxidantes, es decir, que contenga vitamina C, betacaroteno y selenio, que están presentes en frutas y verduras, que deben tomarse en cada comida. Procura no subir de peso y perderlo en caso de sobrepeso (pág. 85).

Lumbago, ciática

El lumbago en su forma leve no requiere tratamiento importante. Sin embargo, observamos con demasiada frecuencia los excesos de medicamentos, principalmente de antiinflamatorios de síntesis en los múltiples efectos secundarios. Un tratamiento simple a base de plantas debería ser suficiente.

En caso de dolores persistentes, se necesitan exámenes adicionales para diagnosticar una hernia discal eventual u otra causa. Tu médico podrá examinar si no hay una compresión vertebral, una espondilitis anquilosante, espondilitis, un tumor o metástasis...

---

[6] Excipientes con efecto notorio: p-hidroxibenzoato de propido sódico, p-hidroxibenzoato de metilo sódico. Fuente: http://www.vidal.fr/Medicament/geldolor

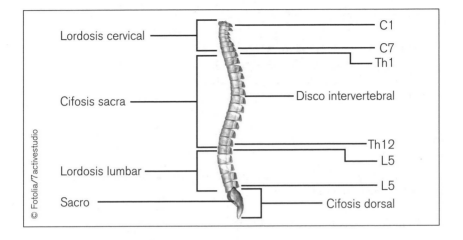

© Fotolia/7activestudio

Lordosis cervical — C1 / C7 / Th1

Cifosis sacra — Disco intervertebral

Lordosis lumbar — Th12 / L5

Sacro — L5 / Cifosis dorsal

Los tratamientos convencionales

- Analgésicos: Doliprane®, Dafalgan®, Efferalgan® y otros medicamentos a base de paracetamol.
- Antiinflamatorios (no esteroideos): Profenid®, Bi-profenid®, Flector®, Voltaren®, aspirina (antiinflamatorios, analgésicos)...
- Antiinflamatorios asociados a analgésicos: Ixprim®...
- Analgésicos asociados a derivados de antiinflamatorios no esteroideos: Advil®, Brufen®, Nureflex®...
- Tratamientos locales a base de antiinflamatorios: Ketum gel®, Feldene®, Emulgel®...

Un tratamiento con plantas, entre los cuales están los aceites esenciales, suele ser suficiente. Se puede asociar con analgésicos como el paracetamol en función de la intensidad de los dolores (siempre por periodos cortos, teniendo en cuenta los efectos secundarios a niveles cardiacos y renales). Se trata de un tratamiento llamado «de primera intención» asociado, por supuesto, a una moderación de las actividades, una limitación de los esfuerzos de levantamiento de carga; se recomienda no hacer movimientos bruscos.

Mis cápsulas vegetales (extractos secos, composición por cápsula) durante el periodo de la crisis dolorosa aguda

Harpagofito .... 0,15 g
Sauce .... 0,15 g
Analgésico, antiinflamatorio y flexibilizador de articulaciones

Mis aceites esenciales (AE)

Aplicar en las zonas dolorosas.
AE de romero (quimiotipo de alcanfor)..................................... 2 ml
AE de eucalipto limonero... 2 ml
Aceite vegetal de avellana.. 36 ml

Mi pomada

Listo para ser utilizado y disponible en la farmacia. Aplicar mañana y noche sobre las zonas dolorosas.

Geldolor[*7]: A base de harpagofito y pimienta de cayena.

Mi alimentación

Debe parecerse a la recomendada en los casos de artrosis.

Reumatismos inflamatorios

Los reumatismos inflamatorios del tipo poliartritis reumatoide requieren tratamientos específicos, en parte convencionales, para prevenir lesiones de destrucción de las articulaciones. Estos pueden ser rápidos, con el fin de prevenir las lesiones de destrucción de las articulaciones. Es indispensable ser supervisado regularmente por un reumatólogo y su médico tratante.

Los tratamientos convencionales

- medicamentos específicos de tipo: Metotrexato®, Enbrel®, Remicade®, Humira®, Simponi®, Cimzia® como anti-TNF alpha, Arava®... ;
- analgésicos: Doliprane®, Dafalgan®, Efferalgan® y otros medicamentos a base de paracetamol; analgésico a base de Tramadol®;
- antiinflamatorios: Prednisona alonga® (corticoides), Altim® (infiltración de corticoides); antiinflamatorios (no esteroideos): Profenid®, Bi-profenid®, Cebutid®, Flector®, Voltaren®, aspirina (antiinflamatorios, analgésicos)...;
- antiinflamatorios asociados a analgésicos: Ixprim®...;

---

[7] Excipientes con efecto notorio: p-hidroxibenzoato de propido sódico, p-hidroxibenzoato de metilo sódico. Fuente: http://www.vidal.fr/Medicament/geldolor

- analgésicos asociados a derivados de antiinflamatorios no esteroideos: Advil®, Brufen®, Nureflex®...;
- tratamientos locales a base de antiinflamatorios: Ketum gel®, Feldene®, Emulgel®...

Todos estos medicamentos, especialmente aquellos que son específicos, tienen que ser manejados con extrema precaución, bajo estricto control médico, teniendo en cuenta los efectos secundarios. La combinaciones medicamentosas jamás han de hacerse por la automedicación.
Las plantas pueden aportar un alivio real en función de las formas y de la evolución de este tipo de reumatismos inflamatorios. Se trata de terapias adyuvantes que tienen su lugar en el tratamiento de estas enfermedades que pueden convertirse rápidamente incapacitantes.

Mi tisana adyuvante en tratamiento de fondo (pág. 16)

Fresno... 50 g
Antiinflamatorio natural
Casis.. 50 g
Ayuda a prevenir las crisis dolorosa
Abedul .... 40 g
Antiinflamatorio potencial y analgésico natural

Mis cápsulas vegetales (extractos secos, composición por cápsula)

Reina de los prados.. 0,1 g
Erígeno del Canadá... 0,1 g
Bambú.. 0,1 g
Analgésico y antiinflamatorio natural, remineralizante. Ayuda a fortalecer la acción de las tisanas (puede incluso reemplazarlas), especialmente en los casos de brotes particularmente dolorosos (tras opinión médica y según los fármacos asociados)

Mis aceites esenciales (AE)

Aplicar en las zonas dolorosas.
AE de gaulteria..2 ml
AE de eucalipto limonero..2 ml
Aceite vegetal de avellana...36 ml

También me alivian

Aplicar con regularidad y dejar el tiempo suficiente sobre las zonas dolorosas.
• Bolsa de hielo sobre las zonas inflamadas
• Cataplasmas de arcilla

Mi alimentación

La cúrcuma tiene un efecto protector de las articulaciones, consumir como curry (la curcumina de la cúrcuma se absorbe mejor en esta forma). También reduce el consumo de sal, que se muestra útil en caso de tratamiento con cortisona en dosis altas.

Gota

La gota es una reumatismo inflamatorio muy doloroso, vinculado a los depósitos de microcristales (urato) en las articulaciones. Se localizan principalmente en el dedo gordo del pie. Surgen dos situaciones diferentes: la primera, es el tratamiento del ataque agudo, la segunda concierne a la prevención de las recidivas.

Los tratamientos convencionales en caso de crisis aguda

• principalmente derivados de una planta, la colchicina : Colchimax®;
• antiinflamatorios (no esteroideos): Cebutid®, Feldene®, Profenid®, Voltaren®;
• analgésicos: Doliprane®, Dafalgan®, Efferalgan® y otros medicamentos a base de paracetamol; antalgiques a base de tramadol : Adolonta® ;
• analgésicos asociados a derivados de antiinflamatorios no esteroideos: Advil®, Brufen®, Nureflex®...

Los tratamientos convencionales para la prevención

El objetivo es reducir la tasa circulante de ácido úrico en la sangre cuando es elevado:
• Zyloric®, Adenuric®, Benemid®.

Revisa con tu médico los tratamientos actuales, ya que algunos, como los diuréticos, diferentes tipos de antibióticos, entre ellos la penicilina, y anticoagulantes, pueden promover la aparición de crisis de gota.

Las plantas tienen su lugar en la prevención de recidivas de crisis de gota y pueden sustituir a los tratamientos clásicos convencionales, bajo supervisión biológica y médica.
Es esencial una alimentación adecuada, al igual que no tener sobrepeso.

Mi tisana para la prevención (pág. 16)

Erígeno del Canadá... 40 g
Participa en la eliminación de la ácido úrico
Agrimonia.. 40 g
Uso tradicional en casos de gota
Abedul... 40 g
Uso tradicional como «depurador», antiinflamatorio natural

Mi alimentación

Los alimentos ricos en purinas (moléculas nitrogenadas cuya degradación favoriza el aumento de ácido úrico) deben ser excluidos: vísceras, charcuterías (excepto el jamón magro), carnes grasas, pescados grasos como las anchoas, las sardinas, los arenques, también los moluscos y los crustáceos, de los cuales no se debe abusar (su consumo ocasional en pequeñas cantidades está permitido). Las bebidas alcohólicas deben moderarse mucho y las cervezas —con o sin alcohol— quedan prohibidas. La alimentación debe ser magra, es decir, baja en grasas y rica en frutas y verduras. Beber 2 litros de tisana y/o agua mineral reduce la acidez de la orina (Vichy- Célestins®, St Yorre®, Badoit®...).

Osteoporosis

La osteoporosis está ligada a una pérdida de masa ósea, con un desequilibrio entre la formación y la reabsorción ósea. Esta última es más importante, ya que debilita el hueso. Se manifiesta en ambos sexos, pero antes en las mujeres tras la menopausia. No induce dolor, a diferencia de la idea ampliamente difundida, pero puede causar fracturas, incluso espontáneas, que sí son dolorosas.

Tratamientos convencionales

- calcio: Caltrate®, Cacit®, Ostram®, Orocal®...;
- calcio con vitamina D: Cacit-D®, Calperos-D3®, Ostram-D®...;
- bifosfonatos : Actonel®, Bonviva®, Fosamax®, Fosavance®;

- SERM (modulador selectivo de la activación de los receptores estrogénicos): Evista®, Optruma®.

Las plantas tienen un interés real en la osteoporosis, en especial para prevenirla, y si las asociamos a un estilo de vida adecuado: actividad física regular, ausencia de tabaquismo y una dieta bien orientada. Si bien no hay que tener falta de calcio, un suplemento por la toma de medicamentos no necesariamente se justifica, siendo el calcio eliminado en gran parte sin ser absorbido (y una dieta equilibrada abasteciendo ampliamente los aportes de calcio necesarios). En cuanto a los otros tratamientos convencionales, presentan muchos efectos secundarios que pueden ser problemáticos, especialmente en el contexto de una polimedicación en las personas a medida que envejecen. Es necesario jerarquizar la toma de medicamentos convencionales: toda falta de vitamina D debe ser corregida; para los demás, es indispensable analizar adecuadamente el riesgo-beneficio. Las plantas que te ofrecemos se toleran bien (seguimiento médico indispensable).

Mi tisana que ayuda a reforzar los huesos (pág. 16)

Cola de caballo...50 g
Rico en elementos minerales

Mis cápsulas vegetales (extractos secos, composición por cápsula)

Bambú...0,15 g
Litotamo..0,15 g
Ayuda a fortalecer cartílagos y los huesos

Mi alimentación

La sal favorece la fuga de calcio, por lo que es necesario reducir los suministros. Para ello, solo tienes que cocinar con poca sal, no poner el salero en la mesa, evitar los pescados ahumados, las patatas fritas, los cubitos de caldo... Dale preferencia a una dieta rica en vitamina K (crucíferos: col, brócoli...) y calcio (yogures, quesos blancos, encellas, que proporcionan, además, proteínas de buen valor biológico y vitaminas del grupo B). El calcio también está presente en las leguminosas (lentejas, garbanzos, y las aguas altamente mineralizadas como Contrex®, Hépar®).

Fibromialgia

Consultar pág. 31.

MÚSCULOS Y TENDONES

Los músculos y los tendones forman el aparato locomotor, con las articulaciones y los huesos. Los músculos se ocupan de mantener el cuerpo en posición vertical y permiten los movimientos. La musculatura esquelética es estriada, a diferencia de los músculos lisos (intestinales, en particular, ver pág. 45), cuya contracción es involuntaria. Los tendones se aseguran de conectar los músculos a los huesos y a las articulaciones.

Tendinitis, esguince

Las tendinitis son las inflamaciones de los tendones que conectan los músculos a los huesos y a las articulaciones. Se producen con mayor frecuencia cuando se utilizan demasiado (estiramientos) o que el calentamiento no ha sido el adecuado antes de hacer ejercicio. Los esguinces son elongaciones de los tendones, pudiendo llegar a veces hasta la ruptura. Los dolores y la importancia de dichas lesiones requieren tratamientos adaptados en función de su severidad. La ingesta insuficiente de agua (deshidratación) promueve estas lesiones.

Los tratamientos convencionales

- antiinflamatorios no esteroideos: Feldene®;
- analgésicos del tipo de paracetamol: Dafalgan®, Doliprane®...;
- analgésicos asociados a derivados de antiinflamatorios no esteroideos: Advil®, Brufen®, Nureflex®...;
- cuidados locales a base de antiinflamatorios.

Mis aceites esenciales (AE)

Masaje.
AE de romero (quimiotipo de alcanfor)............................2 ml
AE de pinos silvestres..2 ml
Aceite vegetal de avellana..36 ml

Mi pomada

Listo para usar en venta en la farmacia. A base de caléndula (*Calendula officinalis*).

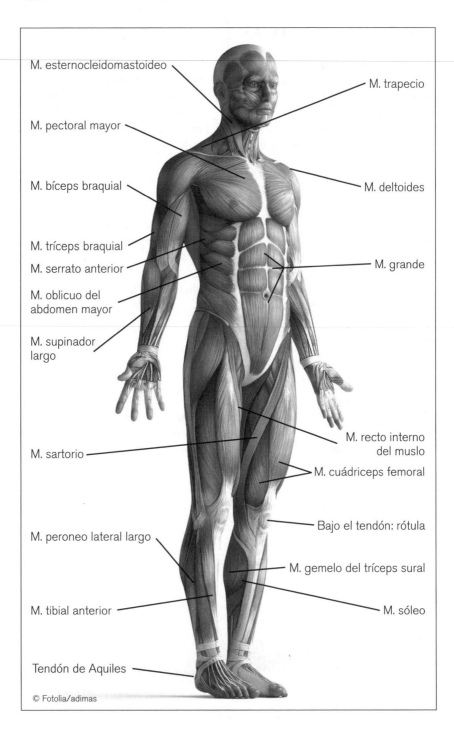

M. esternocleidomastoideo

M. trapecio

M. pectoral mayor

M. bíceps braquial

M. deltoides

M. tríceps braquial

M. serrato anterior

M. grande

M. oblicuo del abdomen mayor

M. supinador largo

M. recto interno del muslo

M. sartorio

M. cuádriceps femoral

Bajo el tendón: rótula

M. peroneo lateral largo

M. gemelo del tríceps sural

M. tibial anterior

M. sóleo

Tendón de Aquiles

© Fotolia/adimas

Calambres musculares

Los calambres se caracterizan por las contracturas musculares asociadas con dolores intensos; las causas deben ser siempre investigadas, pues, aunque por lo general benignas, también pueden formar parte en el marco de diversas enfermedades neurológicas, hormonales, enfermedades de las arterias (arteritis) o alteraciones electrolíticas (cambios en la concentración de varios iones en la sangre).

Los tratamientos convencionales para las formas benignas, llamadas sintomáticas

- derivados de la quinina: Hexaquine®;
- antiestamínicos como el paracetamol: Dafalgan®, Doliprane®, Efferalgan®...;
- antiestamínicos asociados a derivados de antiinflamatorios no esteroideos: Advil®, Brufen®, Nureflex®;
- magnesio: Mag2® /Actimag®, Magne B6®.

Las plantas alivian los calambres; se utilizan esencialmente como aceites esenciales para masajes.

Mis aceites esenciales (AE)

Masaje.
AE de gaulteria.. 2 ml
AE de romero (alcanfor)... 2 ml
AE de mejorana .... 2 ml
Aceite vegetal de avellana... 34 ml

Fibromialgia

La *fibromialgia* se caracteriza por dolores musculares y articulares difusos normalmente asociados con una fatiga importante. Es también denominada «syndrome polyalgique idiopathique diffus». La presión en las inserciones de los músculos y tendones es doloroso en numerosos puntos. No hay ningún marcador biológico de esta enfermedad.

Los tratamientos convencionales

* anticonvulsivos // antiepilépticos : Lyrica®;
* antidepresivos: Deroxat®, Laroxyl®;
* antisépticos en tipo de paracetamol: Dafalgan®, Doliprane®...;
* antisépticos asociados a derivados de antiinflamatorios no esteroideos: Advil®, Brufen®, Nureflex®...

Estos tratamientos (anticonvulsivos, antidepresivos) solo se recomiendan tras haber intentado una rehabilitación física con una actividad adecuada y psicoterapia. Las plantas pueden ser de verdadera ayuda con distintos enfoques: una tisana con efecto tranquilizante, cápsulas vegetales para mejorar el humor y relajar los músculos y aceites esenciales de masaje.

Mi tisana calmante (pág. 16)

Lavanda .... 50 g
Tranquilizante
Agripalma .... 50 g
Calmante
Tilo .... 30 g
Prepara un mejor sueño

Mis cápsulas vegetales (extractos secos, composición por cápsula)

Griffonia .... 0,15 g
Mejora el estado de ánimo
Casis .... 0.15 g
Ayuda a reducir las crisis dolorosas
Ambas favorecen la relajación muscular y calman el dolor
o
Eleuterococo .... 0,3 g

Planta adaptógena (estimulante fisiológico), para su uso en tratamientos de 15 días en caso de fatiga particularmente intensa (en ausencia hipertensión arterial)
o
Corazoncillo (Hipérico)[8] .... 0,3 g
Actúa indirectamente sobre el dolor

---

[8] Cuidado con las numerosas precauciones del uso del hipérico: interactúa con varios compuestos, en especial la píldora anticonceptiva, anestésico, otros medicamentos distintos, principalmente algunos utilizados en enfermedades de corazón (betabloqueadores, anticoagulantes, estatinas), el Tamoxifeno®...: ningún uso sin opinión médica.

Mis aceites esenciales (AE)

Masaje.

AE de jengibre..2 ml
Analgésico
AE de lavanda...2 ml
Calmante
Aceite vegetal de avellana...36 ml

CORAZÓN Y ARTERIAS

El corazón, músculo vital, envía a los distintos órganos del cuerpo la sangre «roja», es decir, la oxigenada por los pulmones. Las cavidades izquierdas del corazón sirven para dicha función, mientras que las de la derecha, por el contrario, reciben la sangre de los órganos y la envían a los pulmones para liberarlo del dióxido de carbono y cargarlo de oxígeno.

Hipertensión arterial

La hipertensión arterial se define por un aumento permanente de los números tensionales superiores a 14/9, es decir, que la presión arterial sistólica (esquemáticamente, la fuerza del corazón) es superior a 140 mmHg (mercurio) y la presión arterial diastólica (esquemáticamente, el descanso del corazón) supera los 90 mmHg. En ningún caso hay que descuidar la hipertensión arterial, que «fatiga» el corazón e induce sigilosamente lesiones cerebrales: «mata» progresiva y silenciosamente.

Los tratamientos convencionales

- agonistas de los receptores de la angiotensina: Cozaar®, Tareg®, Nisis®, Aprovel®, Kenzen®...;
- inhibidores cálcicos: Tildiem®, Amlor®, Cardene®...;
- betabloqueantes: Sectral®, Tenormin®...;
- diuréticos: Fludex®, Esidrex®...

Existen otras clases de fármacos, con acción central, al igual que diversos compuestos de asociaciones de moléculas.

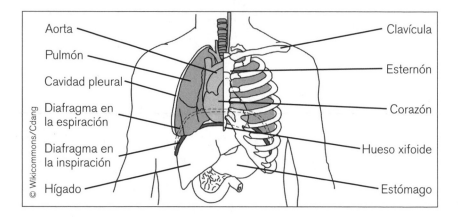

Las plantas son útiles en la hipertensión arterial en fase temprana y moderada, si los asociamos a un estilo de vida saludable: actividad física y dieta adecuada. También se pueden dar como complemento del tratamiento convencional, cuando la hipertensión arterial se ha desarrollado, y permiten, en un número de situaciones, reducir la ingesta de medicamentos.

Mi tisana hipotensiva (pág. 16)

Olivo... 50 g
Reduce la tensión arterial moderada
Agripalma .... 30 g
Tranquilizante
Crataegus .... 30 g
Calmante

Mi alimentación

Reduce el consumo de sal (sin sal añadida) sustituyéndola por condimentos como ajo, hierbas aromáticas y evita los alimentos más salados: patatas fritas para aperitivos y las cocinadas, galletas saladas; latas de conservas, platos preparados para comer (industriales); mantequilla salada; carnes y pescados ahumados, embutidos (jamón, salami…); quesos secos (si la ingesta es superior a 60 g); pan normal (si la toma es superior a 120 g, el equivalente a ½ barra de pan); las aguas minerales más mineralizadas.

Excluye el regaliz en todas sus formas y evita el consumo de bebidas con cafeína.

En general, lee bien las etiquetas de las comidas preparadas y productos procesados para elegir aquellos que contengan menos de 1 g de sal por cada 100 g de alimento. Advertencia: a veces no se indica más que el sodio (1 gramo de sodio = 2,5 g de sal/ 1 g de sal (NaCl) = 0,4 g de sodio). Ten en cuenta que la sola mención de «sal» en la lista de ingredientes puede ocultar altas concentraciones.

Colesterol (exceso) con aterosclerosis

El exceso de colesterol en la sangre, conocido como la *hipercolesterolemia*, se define por la presencia de colesterol «malo» (colesterol LDL, que, esquemáticamente, se deposita en las paredes de las arterias), cuya tasa es superior a 1,6 g por litro de sangre. Pero deben tenerse en cuenta otros parámetros en la evaluación del riesgo de accidentes cardiovasculares, especialmente la tasa del colesterol HDL (el «bueno» que, por el contrario, purifica y lleva el colesterol al hígado para reciclarlo); este debe ser mayor que 0,4 g por litro. Cuanto más elevado sea este último, más reducido es el riesgo de accidente cardiovascular. Por último, también intervienen otros factores, como la tasa de triglicéridos en la sangre y los diversos antecedentes cardiacos y vasculares personales y familiares.

Los tratamientos convencionales

- estatinas: Prevencor®, Crestor®, Lipemol®, Zocor®...;
- fibratos: Béfizal®, Lipanthyl®, Lipur®...;
- inhibidores de la absorción intestinal del colesterol: Ezetrol®, Inegy®...;
- resina: Questran®.

Las plantas asociadas con una dieta baja en ácidos grasos saturados y en colesterol de origen alimentario son en muchos casos una alternativa suficiente frente a medicamentos no carentes de efectos secundarios y que el organismo no tolera necesariamente (un estudio observacional reciente incluso mostró que el tratamiento con estatinas incrementaría en un 50% el riesgo de desarrollar diabetes del tipo 2). El estilo de vida es un parámetro fundamental.

Mi tisana protectora (pág. 16)

Crisantelo..50 g
Participa en la eliminación de la grasa
Paliure...40 g
Conocida por tener propiedades antiaterosclerosicas
Alcachofa...30 g
Ayuda a reducir las tasas de colesterol y triglicéridos en sangre (por el aumento del flujo biliar)
Para aquellos que no tienen tiempo para preparar una tisana o para mejorar la acción de esta:

Mis cápsulas vegetales (extractos secos, composición por cápsula)

Crisantelo..0,3 g

Mi preparación

Listo para su uso en las farmacias.
La pectina de manzana: todas las preparaciones en farmacias sin la adición de productos químicos pueden ser recomendadas, ya que están involucradas en

la reducción de la absorción de colesterol de origen alimentario (elegir preferentemente las fibras orgánicas).

> **Levadura de arroz rojo**
> La levadura de arroz rojo tiene los mismos efectos negativos que las estatinas. Por tanto, hay que evitarla, más aún cuando las dosis varían de un suplemento alimenticio a otro.

Mi alimentación

Debe de ser lo más rica posible en vegetales (verduras o frutas frescas crudas o cocidas), que ayudan a atrapar el colesterol de de origen alimentario. Limita el consumo de grasas saturadas de origen animal (embutidos, mantequilla, quesos duros) o ciertos aceites vegetales (aceite de palma, de coco).

Los alimentos procesados industriales tales como los platos cocinados pero también las galletas, los pasteles, los dulces, etc., pueden tener importantes niveles de ácidos grasos saturados o de ciertas grasas particularmente deletéreas en el plan cardiovascular, llamadas ácidos grasos trans (mencionados en la etiqueta bajo la forma de aceite «parcialmente hidrogenado»). Los ácidos grasos saturados en exceso también son encontrados en los platos artesanales de los catering, ¡pero sin el etiquetado!

En cuanto a los productos a base de carne (carnes y embutidos), es necesario orientarse hacia las menos grasas, eliminando especialmente los platos de costillas, de chuletas, de entrecot y todos los embutidos del jamón sin grasas. Tampoco excedas el consumo de tres huevos por semana y no más de 10 g de mantequilla por día (equivalente a una pequeña barra de restaurante).

El curry (cúrcuma) y muchas hierbas aromáticas son protectoras cardiovasculares. La achicoria, sencilla de tomar por la mañana en el desayuno, tiene un potencial para reducir el colesterol.

Insuficiencia cardiaca (músculo cardiaco que pierde su poder de contractilidad)

La insuficiencia cardiaca es un defecto de la contractilidad del corazón, llevando eventualmente a un riesgo de flujo insuficiente de sangre a los distintos órganos.

Los tratamientos convencionales

- diuréticos: Lasilix®...;
- inhibidores de la enzima de conversión: Coversyl®, Renitec®, Zestril®, Triatec®...;
- betabloqueantes: Emconcor®, Kredex®...

Las plantas no sustituyen a los medicamentos contra la insuficiencia cardiaca crónica. La observación del tratamiento convencional es absolutamente esencial, pero estas pueden ser de apoyo. Las reglas higiénico-dietéticas requieren una dieta baja en sal (hiposódica = sin sal agregada) más o menos restrictiva dependiendo de la edad y las enfermedades asociadas.

Mi tisana protectora del corazón (pág. 16)

Crataegus .... 50 g
Estimula el músculo cardiaco y evita los trastornos del ritmo cardiaco
Agripalma .... 40 g
Evita el riesgo de aceleración excesiva del ritmo cardiaco

Mi alimentación

Tu dieta debe ser lo menos salada posible: elimina los alimentos que sean más ricos en sal como las patatas fritas de aperitivo y las cocinadas, la pizza, las galletas, las carnes y los pescados ahumados, los embutidos, los quesos secos, el exceso de pan normal y las aguas más mineralizadas (estas recomendaciones son similares a las vigentes para la hipertensión arterial). El uso de la sal en la cocina (y en la mesa) debe ser particularmente reducido: este puede ser reemplazado con hierbas aromáticas y pimienta blanca o negra.

Mientras tanto, ten cuidado de no desnutrirte: come carne o pescado magro diariamente, y huevos y productos lácteos con regularidad. Es conveniente enriquecer tu dieta con proteínas del tipo leche en polvo y otros productos lácteos ultrafrescos (yogures...).

Angina de pecho (angor) y prevención de infarto

La angina de pecho, o angor, corresponde a un defecto de irrigación del músculo del corazón con sangre. El sufrimiento de la parte del corazón con hipoperfusión se manifiesta con dolores constrictivos en el pecho.

En relación con el infarto de miocardio, el cual debe ser asumido con mucha rapidez en el plan médico, corresponde a una oclusión de una arteria del corazón. Pueden sobrevenir varias complicaciones, principalmente trastornos del ritmo que puede ser a veces mortal.

Las plantas, asociadas a un estilo de vida saludable, tienen su lugar en el tratamiento preventivo de la angina de pecho como adyuvante, pero no sustituirían el tratamiento convencional en casos de dolor agudo. Una nutrición preventiva adecuada es indispensable en el marco general de la protección del corazón y de los vasos.

Mi tisana preventiva (pág. 16)

Crataegus .... 40 g
Mejora la irrigación de los vasos del corazón (coronarias), además de su acción reguladora
Crisantelo .... 40 g
Protege las arterias
Tilo .... 30 g
Calmante, reduce el riesgo de aceleraciones repentinas del ritmo cardiaco

Mi alimentación

Asegúrate de tener un aporte adecuado de fibras vegetales: frutas y verduras, ensalada (lechuga, ensalada de maíz...) en todas las comidas (aporte de ácido fólico o vitamina B_9). Consume productos ricos en ácidos grasos omega-3, es decir, sardinas, caballa, anchoas..., aceite de colza o frutos secos con mucha regularidad. No dudes en añadir algunas semillas de lino en tus platos.

Limita el consumo de alimentos más ricos en grasas saturadas como carnes grasas, los embutidos, la mantequilla, los quesos duros y productos industriales procesados, que contienen, para algunos de ellos, además, ácidos trans particularmente deletéreos observados en la etiqueta con las palabras «aceite parcialmente hidrogenado».

VENAS Y CAPILARES

Las venas aseguran el regreso de la sangre al corazón derecho (sangre «azul»), que la envía a los pulmones para que se cargue de oxígeno.

Cuperosis

La cuperosis se caracteriza por rojeces faciales, principalmente en las mejillas, también conocida como rosácea. No existe un tratamiento para hacerlas desaparecer.

Las plantas involucradas en la mitigación de los efectos de la rosácea: una tisana para mejorar la microcirculación, y en aceite esencial diluido (si no hay reacción alérgica).

Mi tisana que mejora la microcirculación (pág. 16)

Pervinca pequeña (*Vinca minor*) .... 30 g
Ayuda a mejorar la microcirculación (capilares)
Hamamelis .... 40 g
Tonifica las paredes de las venas y venillas

Mis aceites esenciales (AE)

Masaje.
AE de ciprés[9] .... 2 ml
AE de helichrysum.. 2 ml
Aceite vegetal de rosa mosqueta .... 56 ml
Participar en la mejora de los trastornos de la circulación

Piernas pesadas (trastornos venosos)

La sensación de piernas pesadas está relacionada con una tonicidad menor de las venas (conocida como «insuficiencia venosa»). Conviene tratarla adecuadamente para prevenir o retrasar el desarrollo de varices.

---

[9] Contraindicaciones para el uso del aceite esencial de ciprés: cánceres dependientes de hormonas, mastitis.

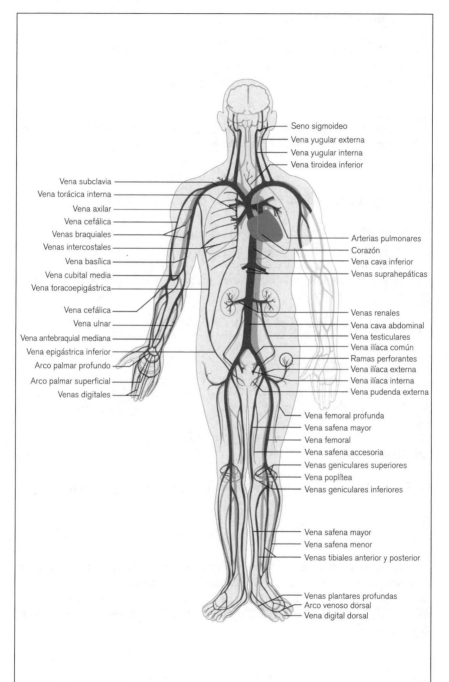

Seno sigmoideo
Vena yugular externa
Vena yugular interna
Vena tiroidea inferior

Vena subclavia
Vena torácica interna
Vena axilar
Vena cefálica
Venas braquiales
Venas intercostales
Vena basílica
Vena cubital media
Vena toracoepigástrica

Arterias pulmonares
Corazón
Vena cava inferior
Venas suprahepáticas

Vena cefálica
Vena ulnar
Vena antebraquial mediana
Vena epigástrica inferior
Arco palmar profundo
Arco palmar superficial
Venas digitales

Venas renales
Vena cava abdominal
Vena testiculares
Vena ilíaca común
Ramas perforantes
Vena ilíaca externa
Vena ilíaca interna
Vena pudenda externa

Vena femoral profunda
Vena safena mayor
Vena femoral
Vena safena accesoria
Venas geniculares superiores
Vena poplítea
Venas geniculares inferiores

Vena safena mayor
Vena safena menor
Venas tibiales anterior y posterior

Venas plantares profundas
Arco venoso dorsal
Vena digital dorsal

Los tratamientos convencionales

- diferentes tipos de moléculas, así como extractos de plantas: Diovenor®, Esberiven®, Véliten®, Ginkor®, Daflon®, Ciclo 3®, Endotelon®...
- medidas físicas, tales como el uso de medias de compresión.

Las plantas forman parte de los tratamientos convencionales de los trastornos circulatorios venosos de las piernas pesadas.

Mi tisana reductora de la sensación de piernas pesadas (pág. 16)

Hamamelis...40 g
Tonifica las paredes de las venas
Agrimonia...40 g
Descongestionante, antiinflamatorio, limita los riesgos de formación de coágulos

Mis aceites esenciales (AE)

Masaje.
AE de ciprés[10]...2 ml
AE de enebro..2 ml
Aceite vegetal de avellana...36 ml

Mi alimentación

Ten cuidado de no encontrarte en estado de sobrepeso (pág. 109).

Varices

Cuando la insuficiencia venosa empeora, las válvulas que permiten el retorno de la sangre son perjudicadas. El resultado es un estasis de sangre que puede favorecer a medio plazo la aparición de trastornos del tipo úlceras varicosas y flebitis. Si no son tratadas, pueden provocar embolias pulmonares que pueden llegar a ser muy graves.

---

[10] Las contraindicaciones para el uso del aceite esencial de ciprés: cánceres dependientes de hormonas, fibroquística de las mamas y convulsiones.

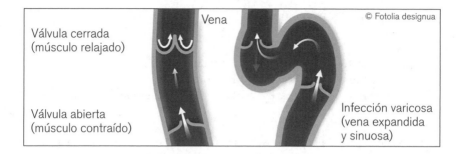

Válvula cerrada (músculo relajado)

Vena

© Fotolia designua

Válvula abierta (músculo contraído)

Infección varicosa (vena expandida y sinuosa)

Los tratamientos convencionales

* venotónicos: Diovenor®, Esberiven®...;
* tratamientos quirúrgicos: stripping por extirpación que también puede hacerse por el frío (crioextracción).

Las plantas son útiles en la lucha contra la insuficiencia venosa, sea cual sea su fase: también pueden ayudar a prevenir la aparición de flebitis, pero un vigilancia rigurosa es siempre necesaria.

Mi tisana antivarices (pág. 16)

Hamamelis .... 50 g
Tonifica las paredes de las venas
Meliloto .... 50 g
Antiedema, participa a a prevenir la flebitis
Agrimonia .... 40 g
Descongestivo, antiinflamatorio, limita el riesgo de formación de coágulos
Cola de caballo .... 40 g
Fortalece las paredes de los vasos

Mi alimentación

Asegúrate de que no te encuentras en situación de sobrepeso.

Hemorroides

Las hemorroides pueden ser internas o externas; se deben a las dilataciones de las venas.

Los tratamientos convencionales

* venotónicos: Diovenor®, Esberiven®...;
* antiinflamatorios no esteroideos: Voltaren®, Surgam®...;
* tratamientos locales: Proctolog®, Titanoreine®...;
* tratamientos quirúrgicos: ligaduras elásticas o inyecciones esclerosantes.

Como en todas las afecciones venosas, las plantas tienen su lugar en la primera línea. Lo más común es que se son suficientemente eficaces, incluso aunque no eliminen las hemorroides.

Mis cápsulas vegetales (extractos secos, composición por cápsula)

Vid roja ....0,15 g
Meliloto ....0,15 g
Tonifica las venas, antiinflamatorio, ayuda a prevenir la formación de trombos

Mi alimentación

Evita las especias y las bebidas alcohólicas. También es indispensable luchar contra el estreñimiento (pág. 51).

ESTÓMAGO E INTESTINOS

El estómago prepara los alimentos para la digestión; son mezclados, impregnados de jugos, concentrados, en especial el ácido clorhídrico, que destruye un buen número de bacterias absorbidas. La transformación produce un magma llamada *quimo*, listo para desintegrarse en los intestinos. La mucosa del estómago es fuerte y resistente, pero puede ser alterada por diversas agresiones entre las cuales se encuentran bacterias como la *Helicobacter pylori*, pero también por un estrés exacerbado. Cuando los alimentos llegan a los intestinos, reciben la bilis, que participa en su emulsión para que se realice la absorción de los diferentes nutrientes (grasas…). Los micronutrientes (vitaminas, minerales) también son absorbidos en el intestino delgado. En el intestino grueso, o colon, se forman los residuos. Este es también el lugar de intercambios intensos por la presencia de numerosas bacterias. Gran parte de los desequilibrios y enfermedades del organismo provienen de un desequilibrio de esta flora —la microbiota—. De ahí la importancia de una alimentación bien elegida y saludable.

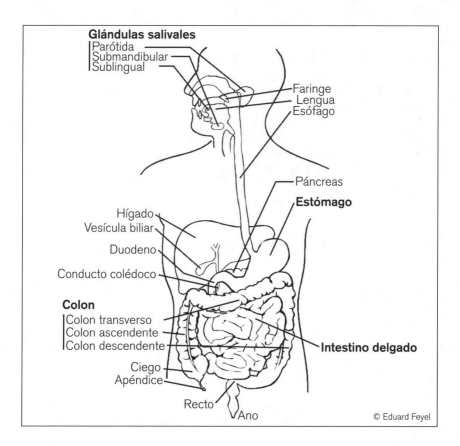

Acidez estomacal

Muchos trastornos digestivos se manifiestan por la acidez estomacal, que son normalmente de origen nervioso. Sin embargo, otros trastornos pueden ser parte de los síntomas asociados con el reflujo gastroesofágico con regurgitaciones ácidas y / o sensación de ardor en el esternón.

Los tratamientos convencionales

* antirreflujo, antiemético: Motilium®, Péridys®...;
* Gel antirreflujo: Gaviscon®...

Las plantas mejoran muchos trastornos digestivos de origen nervioso. Sin embargo, no existe un tratamiento específico a base de plantas para el reflujo, incluso si el regaliz alivia las irritaciones. ¡Utilizar con precaución en caso de hipertensión arterial!

Mi tisana antiespasmódica (pág. 16)

Matricaria (manzanilla alemana) .... 40 g
Calma el estómago
Melisa .... 40 g
Reduce los espasmos digestivos de origen nervioso
Milenrama .... 30 g
Antiespasmódica, protege la mucosa del estómago
Asperilla olorosa .... 30 g
Alivia los espasmos del organismo

Mis cápsulas vegetales (extractos secos, composición por cápsula)

Reducen los espasmos. Para tomar sobre todo por la tarde/noche, no se recomiendan antes de ir a la cama en caso de reflujo.
Matricaria .... 0,1 g
Melisa .... 0,1 g

Mi alimentación

Cuidado con masticar siempre bien, divide los aportes alimentarios y come lentamente. Las comidas demasiado copiosas no se recomiendan, especialmente el consumo de grasa excesiva por la noche, que retrasa el vaciamiento del estómago y causa malestar digestivo. También se deben evitar las bebidas gaseosas, que aumentan la presión en el estómago. Limita también aquellas con cafeína. Es esencial que controles tu peso, ya que el reflujo incrementa en caso de sobrepeso y de obesidad.

Gastritis y úlceras

La gastritis se manifiesta por una inflamación del revestimiento del estómago. En el 70% de los casos, encontramos la presencia de una bacteria, la *Helicobacter pylori*, en el caso de úlcera gástrica, y en el 95% para la úlcera duodenal.

Los tratamientos convencionales

* inhibidores de la bomba de protones: Opiren®, Anagastra®,Pantecta®,Losec/Omeprazol®...;
* Los antibióticos en cura: Amoxicilina®, Clarytromicina®...

Las plantas no sustituyen los tratamientos convencionales, pero son útiles como adyuvantes y en la prevención de reincidencias, en especial para eliminar la *Helicobacter pylori*.

Mi tisana relajante (pág. 16)

Milenramas.. 40 g
Ayuda a prevenir la reincidencia de Helicobacter pylori
Matricaria (manzanilla alemana) .... 40 g
Calmante, dolor calma
Asperilla olorosa... 40 g
Antiespasmódica
Fumaria... 30 g
Protege la mucosa del estómago

Mi alimentación

La cúrcuma y las semillas de eneldo refuerzan la mucosidad protectora del estómago. El orégano y la canela participan en una acción inhibitoria de la *Helicobacter pylori*, así como los arándanos, que se pueden consumir en forma de jugo. El regaliz, en pequeñas cantidades (en ausencia de hipertensión arterial), tiene una acción antiinflamatoria.

Limita en cambio el alcohol y los productos alcoholizados como el vinagre. Los productos grasos retrasan el vaciado del estómago: tienes que conformarte con un poco de aceite vegetal crudo y un poco de mantequilla sin exceder 10 g por día (el equivalente de una barrita de restaurante).

Náuseas y vómitos

Sea cual sea la causa, el mecanismo fisiológico de rechazo es el mismo.

Los tratamientos convencionales

• antieméticos: Vogalène®, Primperan®, Plitican®;
• en caso de quimioterapia: Zofran®, Kytril®;
• en caso de mareos por transportes: Nausicalm®,Biodramina®, Scopoderm®.

Las plantas son muy útiles durante los episodios de náuseas y vómitos, esencialmente en forma de inhalación, en función de la importancia de las náuseas.

Mi tisana rehidratante tras vomitar y que ayuda a reducir la sensación de náuseas (pág. 16)

Fumaria..40 g
Regula las contracciones intestinales
Menta piperita ....40 g
Reduce los espasmos

Mis aceites esenciales (AE)

Humedece un pañuelo con unas gotas y respira.
Menta piperita ....2 ml

Mi alimentación

La toma de jengibre (fresco y rallado en unos pocos alimentos o confitado) puede ayudar a reducir la sensación de náuseas. La dieta debe ser fría, siendo los olores los que generalmente elevan la sensación de incomodidad.

Flatulencias, hinchazones abdominales y producción excesiva de gases intestinales

Los trastornos digestivos como malestar con hinchazones, flatulencias y la excesiva producción de gases están relacionados principalmente con una alimentación inadecuada que provoca que la flora intestinal sufra desequilibrios, todo ello empeorado por el estrés.

Los tratamientos convencionales

* antiespasmódicos: Debridat®, Meteospasmyl®, Duspatalin®, Spasfon®...

Las plantas son ventajas valiosas en estos trastornos funcionales digestivos considerados como incurables. Ya que algunas regulan la función intestinal, asociadas a una mejora en el estilo de vida.

Mi tisana para un mejor funcionamiento intestinal (pág. 16)

Menta piperita .... 40 g
Mejora la digestión
Tomillo.. 30 g
Reduce los hinchazones
Melisa.. 30 g
Antiespasmódica

Mis cápsulas vegetales (extractos sólidos, composición por cápsula)

Angélica.. 0,30 g
En caso de espasmos dolorosos persistentes

Mi alimentación

Todo desequilibrio alimentario favorece la aparición de flatulencias y de otros trastornos digestivos. La dieta tiene, por tanto, una posición determinante. Insistamos primero en la absorción excesiva de azúcar añadido: están presentes en todas partes, en muchos casos bajo la forma de fructosa, ya sea en diversas bebidas industriales o en múltiples alimentos procesados dulces, e incluso salados. Así, no siempre eres consciente de que la tomas en abundancia. El consumo de esta empieza desde el desayuno por la mañana, con un zumo de frutas industrial (elige mejor un zumo recién exprimido o dilúyelo mucho). Muchos panes industriales y bollerías industriales también contienen estos azúcares añadidos. La fructosa en sí no es la que causa problema, ya que hay poco en las frutas, sino su exceso. Los azúcares poco digeribles forman parte de los FODMAPs (fermentables, oligosacáridos, disacáridos, monosacáridos y polioles), siendo la lactosa de la leche parte de esta categoría.

Algunas verduras han de ser limitadas, pero no eliminadas: las coles en todas sus formas, las cebollas, los salsifíes, también cierto número de legumbres secas, como los frijoles, las judías blancas, cuya tolerancia es variable de una persona a otra (masticar siempre bien). La ingesta de frutas frescas no debe ser detenida en ningún caso, pero puede limitarse a dos por día, hasta que recuperes tu equilibrio digestivo.

Intestino irritable

Cuando la molestia digestiva es particularmente importante, más allá de las meras flatulencias e hinchazones abdominales, entran en juego diversos procesos fisiológicos, entre los cuales se encuentra cierta permeabilidad del intestino. El síndrome del «colon irritable» entra en la categoría de las colopatías funcionales. Muchas personas dejan de ingerir gluten y su condición parece mejorar. Probablemente no es el gluten el causante, aunque la celiaquía es infradiagnosticada, sino el exceso de azúcar añadido como se mencionó anteriormente.

Los tratamientos convencionales

- aderezos digestivos: Imonogas®, Carbosylane®, Gastropulgite®...;
- antiespasmódicos: Debridat®, Meteospasmyl®, Duspatalin®, Spasfon®...

> Las plantas ayudan a reducir estos trastornos, pero también deben ser correctamente elegidas y asociarlas a un mejor estilo de vida.

Mi tisana para aliviar el intestino (pág. 16)

Melisa.. 50 g
Antiespasmódica
Agrimonia.. 50 g
Participa en la reducción del fenómeno de la hiperpermeabilidad intestinal
Malva... 30 g
Mejora la protección de las mucosas

Mi alimentación

Es inútil eliminar por completo el gluten en este tipo de trastornos, a menos que realmente sufras por celiaquía. En cambio, disminuir las cantidades de pan y pasta puede aportar un beneficio, así como reducir de forma muy sustancial la ingesta de FODMAPs (fermentables, oligosacáridos, disacáridos, monosacáridos y polioles), sobre todo el jarabe de fructosa y la glucosa industrial.

Estreñimiento

Si la mayoría de los casos de estreñimiento no tiene origen identificado, pero están relacionados con un simple cambio en la motricidad del colon, cualquier aparición repentina implica la búsqueda de una causa (obstáculos en el intestino, el disfuncionamiento de la tiroides como el hipotiroidismo...).

Los tratamientos convencionales

• laxantes osmóticos: Duphalac®, Forlax®, Movicol®...;
• laxantes con fibra y mucílago: Normacol®, Transilane®, Psylia®...;
• laxantes estimulantes: Tamarine®, Lubentyl®...

Muchas plantas tienen valores laxantes, de los cuales algunos ya están presentes en diversos productos convencionales. Son de gran ayuda, y están asociadas a una actividad física lo suficientemente sostenida que favorece el reflejo de exoneración. Existen distintos tipos de plantas; algunas pueden ser irritantes y deben ser tomadas solo por periodos cortos. El aumento de la secreción de bilis, gracias a plantas como la alcachofa, ayuda a reducir los trastornos.

Mi tisana laxante purgante para utilizar por periodos cortos (pág. 16)

Sena 50 g

Mis cápsulas vegetales (extractos secos, la composición por cápsula)

Usar de 2 a 4 días.

Arranclán .... 0,3 g
Purgativa

Mi tisana que ayuda a acelerar el tránsito (pág. 16)

Llantén .... 50 g
Estimula el tránsito
Malva .... 30 g
Suaviza las heces
Alcachofa .... 20 g
Estimula la producción de bilis

Mi cápsulas vegetales (extractos secos, composición por cápsula)

Llantén .... 0,3 g
Planta mucilaginosa

Mi alimentación

El kiwi, el zumo de manzana fresco, el melón, así como las ciruelas pasas y otras frutas secas (albaricoques...) promueven el tránsito intestinal.

En el caso de las verduras las espinacas son estimulantes, así como las verduras ricas en fibra como los salsifís, los puerros...

Los productos completos (pan, pasta...) también contienen fibra, ya sea de forma espontánea, cuando se trata de productos poco refinados, o bien estos fueron añadidos.

Las aguas altamente mineralizadas (Hépar®, Contrex®...) tienen un efecto favorable sobre el tránsito intestinal.

Diarrea

La diarrea puede tener muchos orígenes, de los cuales es siempre necesario buscar la causa. En el caso de diarreas benignas con origen vírico (la gastroenteritis vírica), el tratamiento sintomático es suficiente.

Los tratamientos convencionales

- ralentizadores del tránsito: Imodium®...;
- bacterias específicas: ultra-levura, Carbolevure® (con carbón), Lacteol®...

Las plantas ayudan a reducir la diarrea y, también tienen, en forma de tisanas, la ventaja de luchar contra los riesgos de deshidratación.

Mis tisanas de plantas astringentes (pág. 16)

Salicaria .... 40 g
Nogal .... 30 g
Alquimilla .... 30 g
Reduce el tránsito intestino, antiséptico intestinal

Mi alimentación

Es necesario reducir los aportes de fibra vegetal, en especial los más irritantes, que se encuentran en las frutas y verduras. Evita también las legumbres secas, al igual que la lactosa de la leche. Los alimentos que debes privilegiar son las carnes magra como la pechuga de pollo, el jamón desgrasado, los huevos cocidos, el arroz, las zanahorias cocidas, el queso seco, el dulce de membrillo y la gelatina de frutas.

HÍGADO Y LA VESÍCULA

El hígado es la principal fábrica biológica del organismo. En él tiene lugar la purificación de la sangre, y en particular la detoxificación de diversas poluciones y contaminantes ingeridos involuntariamente. Es en este órgano donde se se produce la bilis, la cual se centra a continuación en la vesícula biliar, y después desemboca en el intestino, lo que permite una mejor digestión, en especial las grasas comestibles, y la evacuación de los residuos del metabolismo.

Hepatitis víricas o medicamentosa

Las hepatitis, sean cuales sean sus causas, generan un estallido de las células del hígado que se mide en el nivel de sangre por las tasas de transaminasas. Las hepatitis de origen vírico pueden ser de tipo A, B, E y más raramente del tipo C o D. Otros ataques del organismo por los virus también pueden provocar hepatitis como el citomegalovirus o el virus del herpes.

Los tratamientos convencionales

Apelan a la prevención mediante la vacunación.

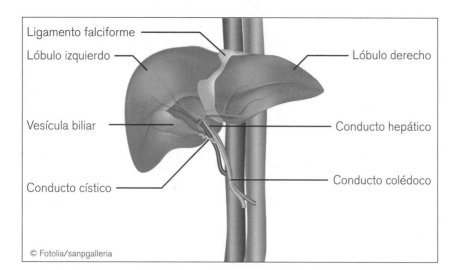

© Fotolia/sanpgalleria

Solo la hepatitis C crónica es tratada con medicamentos (interferones, antiproteasas...)

Las plantas tienen un papel en la protección del hígado. Muchas son las que lo protegen y estimulan la producción de bilis.

Mi tisana protectora del hígado (pág. 16)

Alcachofa .... 40 g
Alivia el hígado favoreciendo la degradación de las grasas y estimulando su metabolismo
Boldo .... 30 g
Poder protector
Romero .... 30 g
Estimula la secreción de bilis

También pueden utilizarse otras plantas, como el eupatorio, la saponaria, el diente de león...

Mis cápsulas vegetales (extractos secos, composición por cápsula)

Cardo mariano ....0,15 g
Diente de león ....0,15 g
Estimula las funciones del hígado, protege y ayuda a regenerar sus células

Mi alimentación

El consumo regular de cúrcuma y rábano negro y de achicoria, por la mañana en el desayuno, ayuda a proteger el hígado y a aumentar la producción de bilis.

Deja de tomar cualquier bebida alcohólica.

La dieta, fuera de estas recomendaciones, no tiene especificidad particular, salvo que hay que limitar los aportes de grasas, en especial las cocinadas.

Los platos olorosos pueden molestarte. Además, durante la fase aguda los alimentos fríos son más apropiados. Es esencial mantener una dieta equilibrada y garantizar que no sufres desnutrición.

Vesícula «perezosa», digestión pesada y lengua «blanca» (saburral)

Los disfuncionamientos de la vesícula biliar no tienen signos específicos, salvo porque causan una digestión lenta. Si la vesícula no puede echar suficiente bilis en los intestinos (vesícula «perezosa»), el resultado es una sensación de pesadez que forma parte de los «trastornos funcionales digestivos». A veces, los cálculos pueden formarse en la vesícula biliar, dando lugar a crisis agudas dolorosas cuando pasan a través del conducto que conecta la vesícula al intestino, llamado conducto colédoco.

Los tratamientos convencionales

No existen propiamente dichos tratamientos médicos convencionales salvo el tratamiento quirúrgico de las complicaciones relacionadas con la formación de cálculos y su aislamiento en el colédoco (colecistitis).

Las plantas han tenido históricamente un lugar específico para estimular la producción de bilis, garantizar su evacuación (colagogo) y mejorar la digestión. Se utilizan desde hace mucho tiempo y su uso es todavía relevante.

Mi tisana contra la digestión pesada (pág. 16)

Agrimonia.. 30 g
Estimula la secreción biliar
Romero... 30 g
Reduce sensaciones de pesadez digestiva, estimula la producción de bilis
Fumaria.. 30 g
Reduce los trastornos digestivos de origen hepatobiliar

Mi alimentación

Limita en gran medida los aportes de grasas, es decir, nada de embutidos, fritos, ni de platos guisados o industriales: todos aquellos, ya listos para comer, con más de 10 g de grasa por cada 100 g de alimento (indicado en la etiqueta). Come solo productos grasos «crudos»: un poco de mantequilla (5 g por día), dos cucharadas soperas de aceite vegetal virgen al día.

Evita los terrones de azúcar, el azúcar en polvo, y limita de forma muy significativa el consumo de bollería, galletas y diversos pasteles.

Esteatosis hepática (acumulación de grasas en el hígado que ocurre principalmente en caso de sobrepeso)

La *esteatosis hepática* es un depósito de grasas en el marco de un sobrepeso importante o de una obesidad asociada a una dieta alta en calorías. Induce trastornos que pueden llegar hasta cirrosis (enfermedad no alcohólica del hígado), y pueden complicarse por la aparición de cáncer de hígado.

No existen actualmente, en sentido estricto, los tratamientos convencionales para la esteatosis hepática.

Las plantas asociadas a un estilo de vida y una alimentación adecuada pueden reducir la esteatosis que, afortunadamente, es reversible.

Mi tisana «desengrasante» del hígado (pág. 16)

Alcachofa .... 40 g
Mejora el metabolismo del hígado
Crisantelo.. 40 g
Recomendada en caso de exceso de grasa y daño hepático

Mi alimentación

Una vez más, como para todas las enfermedades del hígado, se debe reducir la ingesta de grasas y azúcares añadidos (en especial la fructosa). La dieta debe ser rica en pescado, frutas y verduras como parte de una dieta equilibrada bien entendida. La pérdida de peso bien realizada contribuye a reducir los depósitos de grasa hepatica.

RIÑONES, VÍAS URINARIAS, VEJIGA

Los riñones filtran la sangre y eliminan numerosos desechos del organismo. Ayudan a mantener la presión arterial estable. La producción de orina también asegura una regulación de diversos componentes de la sangre (electrolitos, diversos iones, tales como el calcio, el potasio...).

Los riesgos de infecciones de las vías urinarias son comunes, así como la formación de cálculos, también conocido como litiasis.

Cálculos renales y vías urinarias

Pueden formarse diferentes tipos de cálculos (litiasis) en las vías urinarias, causando dolores intensos llamados cólicos nefríticos. No existen, estrictamente hablando, tratamientos médicos que los disuelvan cuando estos se forman. O bien el o los cálculos son expulsados espontáneamente, o bien deben ser destruidos. Existen varias técnicas: la fragmentación de cálculos por ondas de choque (litotripsia extracorpórea), la introducción de un endoscopio flexible (ureteroscopia) que permite remontar las vías urinarias y de fragmentar el o los cálculos *in situ* (fibras láser) o extraerlos directamente (nefrolitotomía).

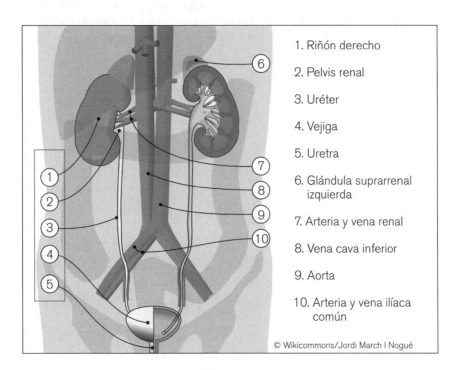

1. Riñón derecho

2. Pelvis renal

3. Uréter

4. Vejiga

5. Uretra

6. Glándula suprarrenal izquierda

7. Arteria y vena renal

8. Vena cava inferior

9. Aorta

10. Arteria y vena ilíaca común

© Wikicommons/Jordi March I Nogué

Cuando se produce una crisis, hay que dejar de beber, ya que el cálculo está aprisionado y cualquier toma de bebida conlleva a una dilatación antes del tracto urinario que aumenta el dolor. Sin embargo, cuando determinamos que los cálculos son pequeños (menos de 3 mm), beber promueve su eliminación y aquellos de origen úrico (el 15% de los casos) pueden disolverse por aguas alcalinas.

Los tratamientos convencionales de la crisis
* antiinflamatorio: Profenid®...;
* analgésico: Lamaline®...;
* antiespasmódico: Spasfon®...

Las plantas son útiles para prevenir la recidiva de los cólicos renales, es decir, para prevenir la formación de nuevos cálculos urinarios. La actitud y selección de las plantas depende de la naturaleza del cálculo anterior.

Mi té contra la recidiva de los cálculos cálcicos (oxalocálcicos), los más frecuentes (pág. 16)

Abedul (hoja) .... 50 g
Limita los riesgos de formación de cálculos, diurético
Vara de oro (solidago) .... 50 g
Acción «antilítica» y antiespasmódica
Crisantelo .... 40 g
Limita el riesgo de formación de cálculos

Mi alimentación

Debes reducir el consumo de sal cocinando con especias y hierbas aromáticas, no poner el salero en la mesa, evitar el pescado ahumado, las patatas fritas, los cubitos de caldo... En efecto, la sal promueve la pérdida de calcio por la orina.

Una dieta baja en oxalato también es indispensable; asimismo, es necesario moderar el consumo de chocolate, espinacas, apio, acelgas, ruibarbo y té verde. En cambio, hay que mantener una ingesta equilibrada de calcio; de lo contrario, se promoverá la absorción intestinal de oxalatos presentes en concentraciones variables en los alimentos.

También es importante tener cuidado de no aumentar de peso al limitar los aportes en materia grasa.

Bebe 2 litros de té y/o agua mineral baja (el agua del grifo, Evian®, Volvic®...) diariamente con el fin de prevenir la formación de cálculos.

Mi tisana contra la recidiva de cálculos úricos (ácido úrico precipitante) (pág. 16)

Casis (hoja) ....0 g
Reconocido por ayudar a eliminar el ácido úrico
Orthosiphon .... 50 g
«Drenador» de las vías urinarias
Abedul .... 50 g
Diurético, reduce los riesgos de formación de cálculos
Erígeno del Canadá... 50 g
Reconocido por ayudar a eliminar el ácido úrico

Mi alimentación

Hay que separar los alimentos ricos en purinas (pág. 27), ya que favorecen la formación de este tipo de cálculo: las bebidas alcohólicas, las cervezas (con o sin alcohol), las vísceras, los embutidos (excepto el jamón magro), las carnes grasas, los pescados grasos como las anchoas, las sardinas, los arenques, también los mariscos y los crustáceos, de los cuales no se debe abusar (está permitido su consumo ocasional en pequeñas cantidades). La alimentación debe ser magra, es decir, baja en grasas y rica en frutas y verduras.

Beber 2 litros de té y/o agua mineralizada reduce la acidez de la orina (Solan de Cabras, Font Vella,... para modular en función de posibles enfermedades asociadas) y apto para reducir el riesgo de recidiva y disolver los cálculos que se están formando.

Cistitis, infecciones urinarias

Las cistitis afectan principalmente a las mujeres y se manifiestan por las necesidades de micción asociadas con quemaduras urinarias. La mayoría son de origen infeccioso, pero pueden existir sin germen. Esto es denominado *cistitis orina clara*. Por lo general, se trata de una inflamación crónica de la vejiga. Los análisis de orina (examen citobacteriológico de orina: ECBU) permiten resolver y determinar qué conducta adoptar.

En las cistitis urinarias infecciosas se indican unos antibacterianos convencionales para evitar el desarrollo de la infección que puede llegar hasta los riñones, causando pielonefritis. Existen varios tratamientos, cuya elección será determinada por el antibiograma, es decir, el análisis de los antibióticos eficaces en el germen descubierto por el análisis de orina.

Los tratamientos convencionales

* antibacterianos: Furadantina®, Bactrim® fuerte, Ofloxacino®, Ciflox®; hay tratamientos inmediatos (monodosis: 3 g): Monuril®, Uridon®;
* analgésico: Doliprane®...

Las plantas tienen su lugar en el arsenal terapéutico de la cistitis. No sustituyen los antibióticos, al menos no inicialmente (ver cistitis recidivantes más adelante), sino a los antiinflamatorios, y alivian.

Mi adyuvante infusión antiinfeccioso (pág. 16)

Tratamiento de 7 días renovable tras consulta médica.

Vara de oro.. 50 g
Alivia el dolor al orinar
Gayuba... 50 g
Antiinfeccioso
Brezo .... 50 g
Antiséptico

Mi alimentación

¡Bebe mucho agua y tisanas!

Infecciones urinarias recidivantes

Las recidivas de las cistitis son muy comunes. Se considera que la recaída tras un primer episodio es aproximadamente del 20%. También pueden ser crónicas y el uso sistemático de antibióticos plantea múltiples problemas, en especial el de la selección de bacterias que pueden volverse resistentes al tratamiento.

Las plantas son de gran ayuda, sobre todo en tisanas, pero también en forma de cápsulas, ya que los antocianósidos presentes en algunas plantas pueden ser considerados como antibióticos naturales. Se necesita una dosis adecuada. Cuando las cistitis son comunes durante la menopausia, favorecidas por la atrofia del tejido, pueden resultar útiles plantas más específicas.

Mi tisana que limita los riesgos de infecciones recidivas y en caso de cistitis de «orina clara» (pág. 16)

Tratamiento de siete días renovable tras consulta médica.

Gayuba.. 60 g
Antiinfeccioso
Brezo .... 40 g
Antiséptico y antiinflamatorio
Lamio blanco .... 40 g
Antiinflamatoria

Mis cápsulas vegetales (extractos secos, composición por cápsula)

Tratamiento para curas de 6 meses de acuerdo a nuestra experiencia.

Arándano rojo.. 0,3 g
Activo en dosis necesaria según el tipo de bacteria, en ciertas cepas de bacterias del tipo E. coli

o

Tratamiento por cura de 1 mes renovable según su evolución (en ausencia de antecedentes de cáncer de mama)

Grama .... 0,2 g
Salvia .... 0,1 g
Antiinflamatorio, descongestivo, mejora la atrofia de los tejidos en la menopausia

Insuficiencia renal

La insuficiencia renal se caracteriza por un defecto de filtración renal. En una fase dicha «terminal», la diálisis reemplaza el riñón.

No existe una terapia convencional para frenar este desarrollo, pero parece que las plantas pueden en parte si se toma a tiempo.

Mi tisana que puede ayudar a frenar la insuficiencia renal incipiente (pág. 16)

Vara de oro (solidago) .... 50 g

Aquilea milenrama .... 40 g

Parece mejorar la función renal

Mi cápsulas vegetales (extractos secos, composición por cápsula)

Diente de león .... 0,3 g

Recomendada tradicionalmente en la reducción del caudal de filtración glomerular

NARIZ, GARGANTA, OREJAS, BOCA

Existe una unidad anatómica y funcional entre las vías aéreas superiores (nariz, garganta, laringe) y las más profundas, que son los bronquios y bronquiolos. Los tratamientos están al alcance en caso de infecciones víricas, en parte más específicas en las que son bacterianas.

Rinitis, rinofaringitis, sinusitis

Las afecciones invernales como las rinofaringitis suelen ser benignas, pero pueden sobreinfectarse y las recidivas son comunes.

Los tratamientos convencionales

- lavado nasal por instilación de sérum fisiológico: Nasalmer®...;
- Analgésico como el paracetamol: Doliprane®, Dafalgan®...;
- Antiinflamatorio (ibuprofeno): Advil®...;
- Antibióticos en caso de sobreinfección: Clamoxyl®, Pyostacine® en caso de alergia a los betalactámicos, Augmentine® en caso de una enfermedad más grave;
- aerosoles.

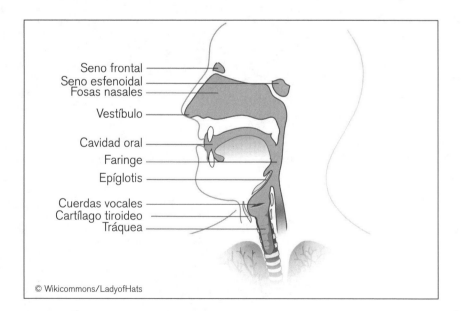

Seno frontal
Seno esfenoidal
Fosas nasales
Vestíbulo
Cavidad oral
Faringe
Epíglotis
Cuerdas vocales
Cartílago tiroideo
Tráquea

© Wikicommons/LadyofHats

Las plantas, además del lavado nasal, deben tomarse de primera línea, y son suficientes en la mayoría de los casos. Sin embargo, hay que estar atento y consultar a
su médico en caso de cualquier duda para actuar en caso de sobreinfección.

Mi tisana antiséptico y descongestionante (pág. 16)

Tomillo.. 40 g
Antiséptico de las vías respiratorias
Agrimonia.. 40 g
antiinflamatorio

Mis aceites esenciales (AE)

Inhalación con un inhalador o sobre un recipiente con agua hirviendo en el
que se han vertido varias gotas de la mezcla.

AE de Eucalyptus...2 ml
AE de lavanda...2 ml
AE de pino silvestre..2 ml
AE de romero..2 ml
Alcohol de 60°...52 ml

Para evitar las recidivas de la enfermedad de las vías respiratorias:

Mi tisana antiséptica y estimulante (pág. 16)

Tomillo.. 50 g

Mis cápsulas vegetales (extractos secos, composición por cápsula)

1 cápsula por la mañana y 1 cápsula por la tarde, 20 días al mes durante tres meses.

Equinácea..0,30 g
Reconocida por fortalecer las defensas inmunitarias

Angina

Las anginas tienen varios orígenes posibles. O son víricos (en más de la mitad
de los casos), en este caso benignas, o bacterianas, y pueden ser particularmente

problemático en el caso de que se trate del esterococo betahemolítico (infecciones renales y cardiacas). El Angiotest permite determinar el origen de la bacteria o no.

Los tratamientos convencionales

- antiséptico (paracetamol): Doliprane®, Dafalgan®...;
- antiinflamatorio: Nifluril®, Advil (ibuprofeno)...
- antiséptico de las vías aerianas: Givalex®, Lisipaina®...;
- antibióticos (dependiendo de los resultados): Amoxicilina®, Cefuroxima®...

> Las plantas alivian los síntomas de las anginas víricas y generalmente bastan. Para las anginas bacterianas, no son más que coadyuvantes.

Mi tisana contra las anginas que se deben a un virus o como adyuvante en las anginas por bacterias (pág. 16)

Saúco negro .... 40 g
Sudorífico
Agrimonia .... 40 g
Antiinflamatoria
Tomillo .... 40 g
Antiséptico

Mi enjuague bucal

Preparar como las tisanas. Es útil en todas las afecciones bucofaríngeas: anginas, gingivitis, parodontopatías.

Malva .... 20 g
Calmante
Caléndula .... 20 g
Calmante y cicatrizante
Agrimonia .... 20 g
Antiinflamatoria

Mis pastillas para chupar

Disponibles listas en las farmacias.
Euphon® a base de erysimum; también aquellas a base de regaliz (no abusar en el caso de hipertensión arterial).

PULMONES Y VÍAS RESPIRATORIAS

Los pulmones permiten, por una parte, suministrar oxígeno a los diferentes órganos y tejidos del cuerpo, por otra, garantiza la eliminación de una parte de sus «desechos», en esencial el dióxido de carbono (CO_2). Anatómicamente, los bronquios y los pulmones forman parte de las vías aéreas.

Asma

No hace mucho tiempo se definió la gravedad del asma por su frecuencia: *intermitente* cuando los síntomas eran menos de una vez por semana, *ligero* cuando los síntomas eran menos de una vez por día, *moderado* cuando eran a diario, pero rara vez nocturnas, y *severo* cuando los síntomas eran cada día y frecuentemente por la noche. De hecho, es más relevante analizar la efectividad de los tratamientos: «satisfactorio», «insatisfactorio» o «incontrolado», tras adaptarlas.

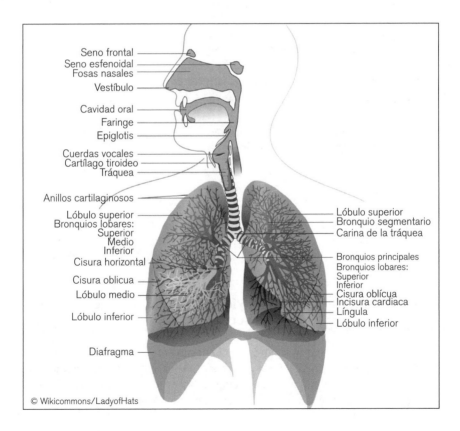

© Wikicommons/LadyofHats

Los tratamientos convencionales

* corticosteroides inhalados: Ecobec®, Qvar®, Pulmicort®, Flixotide®...;
* corticosteroides inhalados + B 2 miméticos: Symbicort®, Seretide®...;
* antileucotrienos: Singulair®.

> Las plantas pueden proporcionar en el asma una mayor facilidad respiratoria y permitir reducir los tratamientos. Se pueden utilizar a cualquier edad, incluso en niños (a partir de 6 años). En estos últimos siempre se requiere un reconocimiento alergológico. Las plantas no tratan las crisis de asma, pero pueden ayudar a prevenirlas. Un seguimiento médico es, por supuesto, siempre indispensable.

Mi tisana antiasmática (pág. 16)

Llantén .... 40 g
Calma las mucosas respiratorias
Malva .... 40 g
Calma las mucosas respiratorias
Aquilea milenrama .... 30 g
Considerada como dilatadora de las vías respiratorias
Agripalma .... 30 g
Calmante
Grindelia .... 30 g
Antiinflamatorio y antiespasmódico

Mi alimentación

Opta por una alimentación lo menos elaborada posible por los métodos industriales, ¡en la cual se ha permitido agregar más de 300 aditivos! La mayoría son de origen químico, y muchos son los que pueden inducir o promover alergias.

Tos, bronquitis aguda de invierno, recidivas de infecciones invernales

Las toses y las bronquitis agudas de invierno son generalmente de origen vírico, pero pueden sobreinfectarse y convertirse en otros de tipo bacteriano. Han de usarse las plantas como primera opción en las afecciones benignas y evitar la ingesta incontrolada de numerosos medicamentos que suelen ser innecesarios.

Sin embargo, se debe ser siempre cauteloso y, ante la persistencia de los síntomas, no dudar en consultar a tu médico, especialmente con los niños. Una fiebre alta persistente requiere un diagnóstico preciso, ya que las neumonías graves solo pueden manifestarse como fiebre y una tos seca. El médico puede realizar un correcto diagnóstico en una auscultación pulmonar gracias a la estetoscopia y a los exámenes radiológicos.

Los tratamientos convencionales

* analgésicos como el paracetamol: Doliprane®, Dafalgan®;
* antiinflamatorio (ibuprofeno): Advil® ...;
* antibiótico en caso de sobreinfección: Clamoxyl®, Pyostacine® en caso de alergia a los betalactámicos, Augmentine® en caso de afecciones más severas;
* aerosoles.

Las plantas, en todas las formas benignas, tienen que tomarse como primera opción. Las recidivas de estas afecciones invernales son bastante comunes. Es conveniente adoptar un estilo de vida saludable y descansar lo suficiente. Durante esta temporada existe una cronovulnerabilidad fisiológica.

Mi tisana antiséptica y descongestionante (pág. 16)

Tomillo.. 40 g
Antiséptico de las vías respiratorias
Agrimonia.. 40 g
Antiinflamatoria
Aquilea milenrama.. 30 g
Considerada como dilatadora de las vías respiratorias
Marrubio blanco.. 30 g
Facilita la expectoración

Mis aceites esenciales (AE)

En caso de tos seca, fricción en el tórax de 2 a 3 veces al día.

AE de ravintsara .... 2 ml
AE de lavanda (officinal o *angustifolia*) .... 2 ml
Aceite vegetal de avellana... 36 ml

En el caso de tos con expectoración, fricción en el tórax de 2 a 3 veces al día.

AE de eucalipto (*globulus*) ....2 ml
AE de ravintsara ....2 ml
AE de lavanda (officinalis o *angustifolia*) ....2 ml
Aceite vegetal de avellana...34 ml

En todos los casos, inhalación de 2 a 3 veces al día utilizando una bol de agua caliente o un inhalador (disponible en farmacias).

AE de grindelia ....2 ml
AE de tomillo (quimiotipo de timol) ....2 ml
AE de romero (quimiotipo de alcanfor)...................................2 ml
Alcohol de 60° ....54 ml

Para evitar las recidivas de la afección de las vías respiratorias:

Mi tisana antiséptica y estimulante (pág. 16)

Tomillo.. 50 g

Mis cápsulas vegetales (extractos secos, composición por cápsula)

1 cápsula por la mañana y 1 cápsula por la tarde, 20 días al mes durante 3 meses.

Equinácea... 0,30 g
Reconocida por fortalecer las defensas inmunitarias

El shiitake también tiene virtudes estimulantes del sistema inmunitario. Existe en extractos secos (seguir la misma posología que la equinácea).

Mi alimentación

Debe ser rica en cítricos (naranja, mandarina…), que son frutas de temporada, pero también el kiwi, particularmente rico en vitamina C. Los aportes de azúcares añadidos deben limitarse, al igual que la toma de alimentos grasos. El equilibrio nutricional contribuye a limitar el riesgo de infección.

Enfermedad pulmonar obstructiva crónica (EPOC) y enfisema

La bronquitis (bronconeumonía) obstructiva crónica o enfermedad pulmonar obstructiva crónica designada por el acrónimo EPOC, resulta de la obstrucción de las vías aéreas (disminución del tamaño de los bronquios). En la gran mayoría de los casos está relacionada con el tabaquismo (ver dejar de fumar, págs. 118-119). La EPOC afecta a alrededor de 3 millones de personas en Francia, con un aumento significativo en la actualidad en el número de mujeres. Hablamos de enfisema cuando los alvéolos pulmonares son en parte destruidos (en grados variables). La gravedad de la EPOC se define en función de los parámetros respiratorios (VEMS, o el volumen espiratorio máximo por segundo, analizados por espirometría durante la espiración forzada).

Los tratamientos convencionales

- los broncodilatadores beta 2 miméticos: Ventolin®, Bricanyl®..., de acción corta; Foradil®, Serevent®, Oxéol®, Bricanyl LP®..., de acción prolongada;
- Broncodilatadores anticolinérgicos: Atrovent®; y de acción prolongada: Spiriva ®.

Las plantas ayudan a reducir los riesgos dichos de «exacerbación» de la enfermedad, es decir, la sobreinfección de los bronquios y las dificultades para respirar (dyspnea).

Mi tisana antiséptica y calmante (pág. 16)

Tomillo... 40 g
Antiséptico, descongestionante
Agrimonia.. 40 g
Antiinflamatoria
Aquilea milenrama.. 30 g
Considerada que dilatan las vías respiratorias

Mis aceites esenciales (AE)

En caso de un aumento de tos con expectoración, fricción en el tórax de 2 a 3 veces al día.
AE de eucalipto (*globulus*) ....2 ml
AE de ravintsara ....2 ml

AE de lavanda (oficinal o *angustifolia*)..2 ml
Aceite vegetal de avellana...32 ml

Inhalación 2-3 veces al día usando un bol con agua caliente o un inhalador (disponible en farmacias).

AE de grindelia ....2 ml
AE de tomillo ....2 ml
Alcohol de 60° ....56 ml

Mi cápsulas vegetales (sólidos, composición por cápsula)

Llantén...0,15 g
Malva...0,15 g
Diluye las secreciones (bronquitis crónica)

Mi alimentación

La desnutrición agrava la enfermedad. También puede ocurrir en caso de sobrepeso. Por lo que es importante que te alimentes adecuadamente, con una dieta lo suficientemente rica en proteínas (carne magra, pescado, queso) y limitada en azúcares añadidos (galletas, caramelos...). Hay que consumir en abundancia frutas y verduras frescas y cocinadas. Hay que tener cuidado de no tomar porciones de raciones de féculas (pasta, arroz, patatas...) demasiado altas (limita a 3 cucharadas por porción).

Cáncer de pulmón

Ver pág. 112.

CEREBRO (TRASTORNOS ORGÁNICOS)

El cerebro es el centro del pensamiento, de la conciencia, del inconsciente y de las emociones. Es también el centro de regulación del entorno interno. Un defecto de vascularización, falta de sueño, migrañas... lo perturban, de ahí la necesidad de restablecer rápidamente la situación en caso de desequilibrio.

Trastornos de la memoria

Los trastornos de memoria son comunes a cualquier edad, pero aumentar, como se ha podido observar, con los años. Les denominamos ahora «trastornos cognitivos». A veces son mayores, en el contexto de enfermedades muy específicas como la enfermedad de Alzheimer. La gravedad de la enfermedad se determina por diversos medios, entre ellos una simple prueba llamada «minitest mental» donde se analiza el aprendizaje, el cálculo mental, la orientación, la escritura...

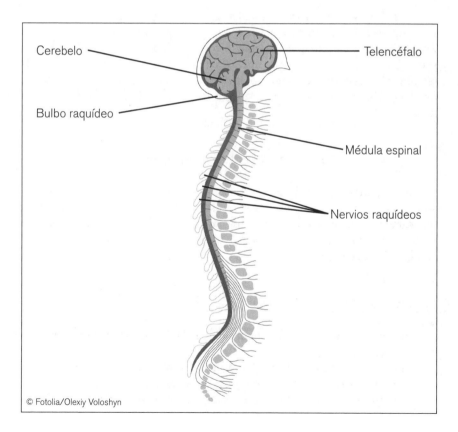

Cerebelo

Telencéfalo

Bulbo raquídeo

Médula espinal

Nervios raquídeos

© Fotolia/Olexiy Voloshyn

Las plantas pueden ayudar a reducir los problemas, pero la mejor manera de fortalecer tu memoria es ejercitarla con el aprendizaje regular. ¡El cerebro no «se usa» salvo si no se usa lo suficiente!

Mi tisana estimular y que mejorar la circulación (pág. 16)

Gingko biloba.. 50 g
Ayuda a mejorar los trastornos de la microcirculación
Pervinca pequeña (*Vinca minor*)... 50 g
Actúa sobre la microcirculación (capilares)
Verbena (olorosa)... 50 g
Protege las neuronas

Mi alimentación

Cualquier desequilibrio dietético aumenta los trastornos de la memoria. Una alimentación protectora debe incluir ácidos grasos omega-3 suficientes. Están presentes en pescados como la sardina, la caballa, el salmón (elegirlos preferiblemente orgánicos) y las anchoas; también se encuentran en los aceites vegetales de colza o de nuez (solos o con otros aceites, tales como el aceite de oliva). Una dieta rica en frutas y verduras proporciona los antioxidantes necesarios.

Dolores de cabeza y migraña

Las migrañas siempre deben ser tratadas de manera efectiva, porque su persistencia termina por dañar el cerebro. Existen varios tipos de migrañas: esquemáticamente, tenemos las «simples», que pueden estar acompañadas de náuseas, vértigos, y estos van precedidos por diversos signos (perturbación del campo visual, hormigueo...).

Los tratamientos convencionales

- analgésicos como el paracetamol con y sin codeína: Doliprane®, Efferalgan® con codeína;
- antiinflamatorios: Aspirina®, ibuprofeno, Profénid®...;
- agonistas serotoninérgicos: Zomig®, Almogran®, Imigran®...;
- derivados del cornezuelo: Diergo Spray®, cafeína Gynergen®...

Las plantas pueden mejorar en numerosas circunstancias los dolores de cabeza; a veces sustituyen a los medicamentos, pero en general los acompañan. Es particularmente el caso para aliviar los dolores de cabeza acompañados por síntomas digestivos o como parte del síndrome premenstrual de la mujer...

Mi tisana contra los dolores de cabeza (pág. 16)

Matricaria (manzanilla alemana) .... 40 g
Ayuda a reducir el proceso de dilatación de las arterias cerebrales
Reina de los prados .... 40 g
Reduce el componente inflamatorio

Si se asocian trastornos digestivos, añadir:

Alcachofa .... 5 g
Boldo .... 25 g
Mejorar el funcionamiento del hígado y de la producción de bilis

Si se asocian factores hormonales:

Mis cápsulas vegetales (extractos secos, composición por cápsula)

1 dosis por la mañana, 1 dosis por la noche, idealmente sin alimentos (½ hora antes de comer), las 2 semanas antes del inicio de la menstruación.

Sauzgatillo .... 0,20 g
Aquilea milenrama .... 0,10 g

En caso de resistencia al tratamiento:

Matricaria (manzanilla alemana) .... 0,10 g
Griffonia .... 0,20 g

Mis aceites esenciales (AE)

Masaje circular suave y lo suficientemente prolongados en las sienes.

AE de menta .... 2 ml
AE de lavanda (officinale o *angustifolia*) .... 2 ml
Aceite vegetal de avellana .... 36 ml

Mi alimentación

La cafeína permite reducir cierto número de migrañas, los consejos alimentarios son funciones de los trastornos asociados.

Accidente cerebrovascular y accidente isquémico transitorio

Cualquier persona con sospecha de sufrir un accidente cerebrovascular (ACV) debe ser hospitalizados con urgencia y con un tratamiento adecuado. Los accidentes isquémicos transitorios (AIT) conciernan los trastornos neurológicos de aparición repentina y espontáneamente regresivos, pero que pueden recidivar tras 48 horas o el mese siguiente al primer episodio.

Los tratamientos convencionales

Solo los tratamientos convencionales pueden ser considerados en el tratamiento de la crisis:
- antiagregante plaquetario: Aspirina®, Plavix® (dependiendo del contexto)...
- anticoagulantes: Heparina® (dependiendo de la causa);
- trombolisis (Actilyse® en el hospital): para tratar de permeabilizar de nuevo la arteria).

Las plantas no son más que los adyuvantes de los tratamientos. En cambio, pueden ayudar a reducir los riesgos de recidivas.

Mi tisana protectora de los riesgos recidivas (pág. 16)

Gingko .... 50 g
Ayuda a mejorar los trastornos de la circulación
Mejorana .... 30 g
Protege las neuronas
Paliure .... 20 g
Reconocido por luchar contra la aterosclerosis
Meliloto .... 30 g
Preconizado en los trastornos circulatorios
Pervinca pequeña (*Vinca minor*) .... 30 g
Ayuda a mejorar la microcirculación (capilares)

Mi alimentación

La dieta protectora del cerebro debe ser rica en ácidos grasos omega-3 presentes en pescados como las sardinas, las caballas, el salmón (orgánico), las anchoas, también en los aceites vegetales de colza o de nuez (solo o en combinación con otros aceites, tales como el aceite de oliva). Una dieta concentrada en frutas y verduras proporciona antioxidantes indispensables al cerebro.

Trastornos del sueño, insomnio

Los insomnios son muy comunes y tienen en gran parte causas medioambientales, siendo estas entendidas en sentido amplio: el ruido, el estrés... También pueden estar vinculadas a diversas enfermedades como la depresión, el síndrome de las piernas inquietas o a ciertos medicamentos. Asimismo, existen insomnios que entran en el contexto de problemas psicológicos más graves y que requieren tratamientos psicoterapéuticos específicos.

Los tratamientos convencionales

- hipnóticos: Imovane®, Stilnox®, Donormyl®...;
- benzodiazepinas (cuando hay un componente ansioso): Temesta®, Lexomil®...;
- agonista de la melatonina: Circadin®.

Las plantas tienen un lugar importante en el manejo de los trastornos del sueño menores y ocasionales. De hecho, una de las preocupaciones acerca de los tratamientos convencionales es el posible desarrollo de la dependencia de drogas, asociadas a sus frecuentes efectos secundarios. La toma de plantas debe ir acompañada de un mejor estilo de vida, de una dieta equilibrada y de una actividad física regular, permitiendo esta última aumentar la secreción de melatonina de manera natural.

Mi tisana relajante de la noche (pág. 16)

Espino .... 40 g
Antiansiedad
Pasiflora .... 30 g
Sedante
¡No abuses de las tisanas al final del día para evitar despertares nocturnos no deseados!

Mis cápsulas vegetales (extractos secos, composición por cápsula)

En caso de sufrir un trastorno del sueño lo suficientemente importante, en especial para el adormecimiento:
Eschscholtzia .... 0,3 g

Mi alimentación

Prohibidos todos los productos con cafeína después de las cinco de la tarde. Los productos grasos en la cena reducen el vaciado del estómago, lo que provoca pesadez de estómago que altera la búsqueda de un buen sueño. Conviene evitar también las especias fuertes. El alcohol, de acuerdo con las cantidades, es un falso amigo: promueve el sueño, pero causa microdespertares nocturnos, ¡de ahí la impresión de fatiga experimentada tras despertarse!

CEREBRO (PSIQUISMO): ESTRÉS, FATIGA

El cerebro es la sede de la regulación del cuerpo con su entorno y de lo relacional con el prójimo. Puede reaccionar de manera inapropiada, causando muchos trastornos que conviene corregir, sobre todo de forma natural.

Ansiedad

Los trastornos de ansiedad tienden a desarrollarse en las sociedades actuales generando efectos negativos, tales como dificultad para concentrarse, fatiga que puede incapacitar, irritabilidad, problemas de memoria y trastornos del sueño que deterioran la calidad de vida.

Los tratamientos convencionales

* benzodiacepinas: Tranxene®, Lysanxia®, Nordaz®, Xanax®, Lexomil®, Temesta®;
* antihistamínico: Atarax®.

Las plantas tienen su lugar para luchar contra estos trastornos cuando no son importantes, es decir, cuando no dan lugar a lo que llamamos trastornos de ansiedad generalizada (TAG). Los efectos secundarios de los medicamentos convencionales como las benzodiacepinas son múltiples, en especial en el estado de alerta, en la memoria... y pueden crear dependencias. La toma no debe exceder las 12 semanas (de acuerdo con la normativa vigente)*. Existen alternativas gracias a las plantas que, en la mayoría de las situaciones, deberían tomarse como primera opción.

Mi tisana antiansiedad (pág. 16)

Espino .... 40 g
Tranquilizante
Asperilla olorosa.. 40 g
Propiedades calmantes
Melisa... 30 g
Antiespasmódico, sobre todo cuando hay trastornos digestivos asociados

---

[1] Las normativas pueden venir de unos países u otros.

Mis cápsulas vegetales (extractos secos, composición por cápsula)

Espino ....0,15 g
Valeriana...0,15 g
Trastornos de ansiedad asociados a una nota depresiva

Mis aceites esenciales (AE)

Para aplicar en masaje en las sienes y a nivel del plexo solar.

AE de lavanda..2 ml
AE de mejorana ....2 ml
Aceite vegetal de avellana...36 ml
Alivia las tensiones

Mi alimentación

Evita las bebidas con cafeína (café, colas...) y toma comidas lo más equilibradas posible. Los productos lácteos tienen un efecto considerado relajante debido a la presencia de caseína. Cuidado con las bebidas alcohólicas que son falsos amigos: tienen una acción sedante, pero generan un sueño de mala calidad incrementa *in fine* los trastornos de ansiedad.

Nerviosismo, angustia, estrés... a los ataques de pánico de las neurosis postraumáticas

Muchas personas son propensas a respuestas inadecuadas, a veces cercanas de la verdadera angustia ante un acontecimiento estresante, a corto o a largo plazo.

Los tratamientos convencionales

- benzodiacepinas: Tranxène®, Lysanxia®, Nordaz®, Xanax®, Lexomil®, Temesta®...;
- Los antipsicóticos (durante los trastornos severos de neurosis postraumáticas): Zyprexa®, Seroquel®, Risperdal®.

Las plantas son particularmente interesantes en todas las formas benignas del estrés, angustia... que incapacitan en la vida cotidiana. Deben estar asociadas a un estilo de vida saludable que incluya una dieta equilibrada y la actividad física lo suficientemente sostenida y constante.

Mi tisana calmante sin perder medios intelectuales (pág. 16)

Asperilla olorosa.. 40 g
Ayudar a controlar mejor tus emociones
Tilo... 50 g
Calmante

Mis aceites esenciales (AE)

Masaje de las sienes antes de una situación potencialmente estresante (exámenes, entrevista de trabajo...).

AE de ylang-ylang .... 2 ml
AE de lavandín... 2 ml
Aceite vegetal de avellana.. 36 ml

Mi alimentación

Debes estar al tanto de que todo desequilibrio alimenticio agrava los trastornos. Antes de una situación que podría ser estresante, debes anticiparte preparándote como un atleta lo hace con una «prueba»: bebida (solo agua o té de tomillo); almidón a base de arroz o unas cuantas patatas cocidas; pescados como el salmón o un poco de carne magra como pechuga de pollo; y fruta o compota.

Depresión moderada

El enfoque de las depresiones ha evolucionado considerablemente en los últimos años: los psiquiatras han codificado los trastornos en función de la característica importante o no, recurrente, y la presencia de trastornos asociados.

Los tratamientos convencionales

Recurren a numerosas moléculas que tienen su lugar en formas graves.
• antidepresivos: Ixel®, Effexor®, Norset®, Anafranil®, Laroxyl®, Stablon®, Cymbalta®...

En todas las formas moderadas de la depresión las plantas son útiles y deben usarse como primera opción. También pueden ser un relevo de los tratamientos convencionales y permitir que la curación se fortalezca.

Mi tisana relajante (pág. 16)

Mejorana .... 40 g
Trastornos depresivos leves
Lavanda .... 30 g
Relajante

Mis cápsulas vegetales (extractos secos, composición por cápsula)

En caso de depresión moderada con trastornos del sueño:
Valeriana .... 0,3 g

En caso de depresión leve asociada con la fatiga:

Para que lo preparen en farmacia (o ya existe listo para usar).
2 cápsulas por la noche durante el periodo de los trastornos.

Corazoncillo (Hipéricon)[11] .... 0,3 g

Mi alimentación

Equilibrada, debe ser lo bastante concentrada en ácidos grasos omega-3 protectores del cerebro. Los peces como las sardinas, la caballa, el salmón (preferiblemente elegir orgánico) y las anchoas los contienen, al igual que los aceites vegetales de colza o de nogal. Una dieta rica en frutas y verduras proporciona antioxidantes indispensables.

Fatiga mental, agotamiento

La fatiga de origen psíquico puede generar grandes agotamientos, se debe investigar siempre la causa.

---

[11] Muchas precauciones para el uso de la planta corazoncillo: interactúa con varios compuestos, en especial con la píldora anticonceptiva, los anestésicos, otros medicamentos diferentes, especialmente algunos utilizados en las condiciones de corazón (bloqueadores beta, anticoagulantes, estatinas), el Tamoxifeno*... No utilizar sin opinión médica previa.

Los tratamientos convencionales

- timorreguladores: Depamide®, Depakine®...;
- antidepresivos: Effexor®...;
- psicoestimulantes: Arcalion®...

Las plantas pueden ser útiles para un enfoque global y fortalece el organismo. Estas deberían ser siempre recomendadas como primera opción, dependiendo sin embargo de la causa inicial.

Mi tisana vigorizante en caso de agotamiento mental (pág. 16)

Tomillo..40 g
Aumenta la resistencia del organismo
Satureja..40 g
Estimulante, lucha contra decaimiento
Mejorana..30 g
Ayuda a luchar contra el surmenage y es útil en caso de trastornos digestivos asociados

Mis cápsulas vegetales (extractos secos, composición por cápsula)

Eleuterococo...0,2 g
Ginseng...0,1 g
Aumenta la resistencia (planta adaptógena) y estimula el sistema nervioso (en ausencia de hipertensión arterial, pág. 34).

Mi alimentación

Debe ser lo más equilibrada posible. Cualquier alimentación desestructurada y desequilibrada favorece la fatiga. Piensa también en el zumo de baobab (extraído de la fruta), comercializado recientemente y que es un reconstituyente.

No te fíes de todos los productos con cafeína: son falsos amigos que excitan el organismo además de agotarlo, lo que incrementa la fatiga profunda.

Agitación, niño hiperactivo (después de los 12 años de edad)

El trastorno de déficit de atención con hiperactividad (TDAH) es reconocido médicamente. Existe en los niños que se ven afectados con dificultades de concentración dentro del ámbito de «trastornos deficitarios de la atención con hiperactividad» (características de la definición oficial: más de 6 meses de trastornos o dificultades que comenzaron antes de los 7 años).

Los tratamientos convencionales

• psicoestimulantes: Ritalin®, Concerta®.

Las plantas no sustituyen a los tratamientos cuando son absolutamente necesarios —sin embargo cuidado con las recetas de más—, pero pueden ser de ayuda al principio, cuando los trastornos son menores, o cuando acompañan a los tratamientos convencionales, y después utilizarlas como relevo.

La tisana que ayuda a reducir la agitación crónica de mi hijo (pág. 16)

Loto (*Lotus corniculatus*) .... 35 g
Reduce emotividad elevada
Amapola .... 35 g
Tranquilizante
Verbena (olorosa) .... 25 g
Mejora el gusto

La alimentación de mi hijo

Hay que asegurarse de que las comidas sean a una hora fija y prestar atención a los aportes dulces no adecuados (azúcares añadidos), sobre todo los refrescos y otros zumos industriales. Pueden aumentar la agitación. Haz que el niño beba solo agua y leche (dependiendo de su tolerancia) y no darle ni acostumbrarlo, salvo ocasionalmente, dulces, helados y pasteles.

HORMONAS (DISFUNCIÓN), DIABETES, SOBREPESO Y OBESIDAD

Hipotiroidismo

El funcionamiento insuficiente de la tiroides siempre debe ser tratado rigurosamente, de lo contrario, pueden aparecer múltiples complicaciones, entre las que cabe citar: sobrepeso, fatiga intensa, pusilanimidad...

Los tratamientos convencionales

• hormonas tiroideas: Levothyroxine®, Eltroxine-LF®, Cynomel®, Euthyral®.

Las plantas no son más que adyuvantes de los tratamientos convencionales. Sin consumo de soja.

Mi tisana fortificante que ayuda a estimular la producción de hormonas tiroideas (pág. 16)

Fucus vesiculosus..50 g
Aporta yodo
Romero.. 40 g
Tónico

Hipertiroidismo

Se manifiesta una producción excesiva de hormonas tiroideas por una excitación, una aceleración del ritmo cardiaco, trastornos del sueño. Siempre debe buscarse la causa, se trata con más frecuencia de la enfermedad de Graves-Basedown. El objetivo es reducir la producción de hormonas.

Los tratamientos convencionales

* antitiroideos de síntesis: Neo-tomizol®, Propylex®, Basdène®;
* betabloqueantes: Avlocardyl®...;
* Ansiolíticos: Lexomil®...

> Unas plantas calmantes pueden sustituir a las benzodiacepinas: el aljófar ayuda a bloquear la producción de secreción excesiva de las hormonas tiroideas (dependiendo de los estudios experimentales). No tomar esta planta en caso de desear un embarazo, pág. 184).

Mi tisana que ayuda a frenar la producción de hormonas (pág. 16)

Agripalma .... 30 g
Calmante
Espino .... 30 g
Reduce las palpitaciones
Aljófar.. 40 g

Recomendado tradicionalmente en caso de hipertiroidismo leve tras los cincuenta años (postmenopausia), ayuda a reducir la producción de hormonas tiroideas

Diabetes

Existen dos tipos de diabetes: aquella que necesita de entrada el uso de la insulina (diabetes de tipo 1, antes conocida como «juvenil»), o insulinodependiente, y la diabetes que no requiere insulina en un primer momento (diabetes de tipo 2, definida por una tasa de azúcar en la sangre, glucemia en ayunas, superior a 1,26 g/l en dos ocasiones; denominada como «diabetes de la madurez»). El uso de insulina puede ser necesario en este tipo de diabetes en caso de empeoramiento.

Los tratamientos convencionales

- insulina para la diabetes de tipo 1 y de diabetes tipo 2 descompensada: insulinas ultrarrápidas, rápidas, intermedias...
- hipoglucemiantes orales para la diabetes de tipo 2: biguanidas (Glucofage®...), sulfamidas hipoglucemiantes (Diamicron®, Daonil®...), inhibidor de las alfaglucosidasas (Glucor®...), repaglinida (Novonorm®), incretinomimético analogo del GLP-1 e inhibidor de la DPP 4 (Januvia®, Onglyza®...), así como muchas asociaciones de moléculas.

Las plantas no sustituyen el tratamiento antidiabético pero lo acompaña para retrasar la toma de medicamentos o suplementos, y están asociadas a un buen estilo de vida.

Mi tisana adyuvante (pág. 16)

Agrimonia.. 30 g
Ayuda limitar el exceso de azúcar en la sangre
Fresno.. 30 g
Participa regular las tasas de azúcar en la sangre
Marrubio blanco.. 30 g
Se considera que tiene una acción hipoglucemiante

Mi alimentación

Evita todos los productos con azúcar añadido, contenidos especialmente en muchas galletas, algunos «cereales» del desayuno, diversos dulces como las golosinas, pero también en muchos postres. No consumas bebidas azucaradas como los zumos industriales (refrescos y otros...). Opta por los alimentos con un índice glucémico bajo que limitan el aumento de azúcar en la sangre.

Los edulcorantes o «azúcares falsos»

Nunca han demostrado su eficacia. Según algunos estudios, algunos de ellos incluso pueden aumentar la absorción de azúcar presente en el bolo alimenticio y modificar la flora intestinal, favoreciendo así paradójicamente el aumento de azúcar en la sangre. Por otra parte, las interacciones entre los edulcorantes y tus medicamentos son totalmente desconocidas, y es lo mismo con otros aditivos. Muchos de los productos con la etiqueta «sin azúcar añadido» pueden contener edulcorantes.

Consume frutas y verduras libremente, sin embargo, modera las más dulces, como los plátanos, las uvas y el mango. Lo ideal es cocinar las verduras *al dente*, un poco crujientes, ya que la cocción aumenta el índice glucémico. Sucede lo mismo para los almidones: el arroz, las leguminosas, la pasta... El pan debe ser completo o multicereales.

La especias más beneficiosas son el cilantro y la canela.

Sobrepeso y obesidad

Para el manejo de la obesidad (índice de masa corporal[12] superior a 30, y 40 para la obesidad mórbida), no hay consenso, si no es para aumentar la actividad física. El único fármaco que ha sobrevivido inhibe la absorción de las grasas (lo que causa diarreas grasas en el 49% de los casos). En relación con la cirugía de la obesidad propuesta, la «bariátrica», esta es esencialmente mutiladora (forma de «capitulación» al detrimento de una atención médica adaptada y larga), y a veces con las complicaciones posoperatorias, de riesgos importante de apariciones de carencias vitamínicas y, en muchos casos, una recuperación ponderal a medio plazo.

Los tratamientos convencionales

- adyuvante médico del sobrepeso: Orlistat®;
- cirugía bariátrica: sleeve (extirpación parcial del estómago), bypass (cortocircuito que limita la absorción de nutrientes y micronutrientes), colocación de un anillo que rodea el estómago (cada vez menos practicado).

Las plantas ayudan (sin milagros) a bajar de peso están asociadas a una dieta normocalorica y actividad física. Se trata de plantas moderadoras del apetito y plantas que drenan. Por otra parte, el sobrepeso y la obesidad se

---

[12] Peso en kg/altura en metros al cuadrado.

relacionan generalmente con fenómenos multifactoriales algunos de los cuales son en gran medida un tipo de adictivos1, hay plantas que favorecen el proceso de retirada.

Mi tisana drenante y anticelulítica (pág. 16)

Vellosilla .... 40 g
Drenante
Hamamelis.. 30 g
Mejora la circulación
Reina de los prados.. 30 g
Antiinflamatoria que ayuda a reducir la celulitis
Cola de caballo... 40 g
Fortalece los tejidos, diurético

Mi producto listo para su uso en las farmacias

Pilosuryl®

Mis aceites esenciales de aplicación local

Ver pág. 104-105.

Mis cápsulas vegetales (plantas a granel, composición por 1 cápsula)

Toma 1-2 cápsulas para abrir y diluirlo en un vaso grande de agua media hora antes de las comidas o en casos de episodios de antojos.

Konjac..0,25 g
Algarrobo..0,25 g
Moderadoras del apetito

Mi producto listo para su uso en las farmacias

Psylio® (psyllium): mucílago vegetal precionizado en su indicación convencional en caso de episodios de estreñimiento. Puede servir indirectamente para moderar el apetito (no obstante contiene ácido cítrico y sorbitol como excipientes...)

Mis cápsulas vegetales (extractos secos, composición por cápsula)

1 cápsula por la mañana y por la noche, alrededor de 1 hora antes de las comidas por curas de 1 mes.

Griffonia..0,15 g
Valeriana...0,15 g
Ayuda a reducir la adicción del exceso de alimentos

Mi alimentación

Más allá de una alimentación normocalórica equilibrada y la reanudación de la actividad física, reemplaza los quesos secos por productos lácteos ultra frescos: yogures, quesos blancos, faisselle (queso fresco)... No consumas embutidos que no sean jamón sin grasa, y sustituye las pastas de shiratakis por las de konjac, los tipos de pastas que se preparan como los espagueti, a combinar con verduras frescas cocidas (el konjac puede consumirse como una verdura en Japón). Está demostrado que los productos «*light*» no tienen interés energético.

Limita tu exposición a las moléculas químicas que perturban el metabolismo[13]. No calentar en el microondas los alimentos en su envase de plástico (algunos plásticos sueltan varios compuestos), ponerlos en un plato o en un recipiente de vidrio y cubrirlos con una tapa de vidrio o un plato. Para todos los envases que están en contacto directo con los alimentos, utiliza preferentemente plásticos sin Bisfenol A (normalmente no deberían tenerlo desde enero de 2015 en Francia)*. Los plásticos que son considerados como los más seguros tienen los números 2, 4 o 5 en el pequeño triángulo de reciclaje que está impreso.
Evita las latas de las bebidas, elige preferentemente las botellas de vidrio, limitar el consumo de alimentos en latas de conservas a causa de riesgo de contacto con el revestimiento interno (que algunas de ellas pueden contener todavía BPA, sobre todo los productos de importación). Elige conservas en frascos de vidrio. Consume bio al máximo, limitarás así el riesgo de absorción de residuos de pesticidas (numerosos productos convencionales también están exentos, pero todavía no existe una etiqueta que diga «sin residuos pesticidas garantizado»). Evita el uso de sartenes antiadherentes con revestimiento de PFOA (perflurooctanoico)

---

[13] Véase *El libro antitóxico, ap. cit.*
* Esta normativa varía de unos países a otros y las exigencias o controles de calidad son fluctuantes, pero conviene estar al día de estas de acuerdo con la EFSA (Autoridad Europea de Seguridad Alimentaria).

ESPECIFICIDADES FEMENINAS

El sistema hormonal femenino cambia a lo largo del tiempo: asegura la procreación tras la pubertad, y se modifica alrededor de los cincuenta. En cada etapa pueden producirse desajustes. Las plantas ayudan a establecer o restablecer un buen equilibrio fisiológico.

El síndrome premenstrual

El síndrome premenstrual se manifiesta en la mujer antes de la regla, de manera más o menos pronunciada, por diversos signos: sensación de hinchazón (ligero aumento de peso transitorio), tensión de los senos (mastalgia), hinchazón abdominal, atracción hacia lo dulce o incluso verdadera ansia azucarada, trastornos del humor con irritabilidad, a veces «deprimida». La impresión de falta de energía es común, asociada a una fatiga más o menos importante. También pueden estar presentes los dolores de cabeza, al igual que los dolores de la pelvis menor en el ámbito que los médicos denominan «algias pélvicas crónicas» (APC). Todos estos trastornos que afectan hasta el 75% de las mujeres (30% de manera particularmente intensa) afectan a la calidad de vida de cada día. Asimismo, es sorprendente observar que la medicina convencional ha descuidado en parte la búsqueda de soluciones efectivas. Una de las principales causas de estos trastornos es de origen hormonal con un hiperestrogenismo paralelo a una insuficiencia de progesterona. El desequilibrio de la producción de estas dos hormonas conduce a este tipo de sintomatología y manifestaciones.

Las mujeres que no son lo suficientemente activas físicamente son afectadas con más frecuencia por estos síntomas.

Los tratamientos convencionales

- hormonas progestativas: Duphaston®, Yasminelle® (píldora anticonceptiva), Progestogel® (aplicar en los senos).

Las plantas actúan a menudo, según nuestra experiencia, de manera eficiente, y a veces espectacular, con dos enfoques. Por un lado, puedes hacerte infusiones calmantes y, por otro, usar plantas que tengan como una acción de progesterona (imitando el efecto de la progesterona). Estas últimas deben ser tomadas en cápsulas con el fin de obtener una dosis más precisa. En caso de dolor de cabeza, puedes agregar diferentes plantas que ayudan a aliviar los síntomas (pág. 75).

Mi tisana calmante (Pág. 16)

Tomar 10 días antes de la menstruación.

Alquimilla... 40 g
Ayuda a limitar los efectos congestivos (senos, aumento de peso)
Aquilea milenrama... 40 g
Efecto antiespasmódico
Melissa... 25 g
Relajante

Si la tisana no es lo suficientemente eficaz:

Mis cápsulas vegetales (extractos secos, composición por cápsula)

Una dosis por la mañana, una dosis por la noche, idealmente sin alimentos (½ hora antes), o bien tres días antes de la aparición habitual de los síntomas hasta la llegada de la menstruación, o bien las 2 semanas que preceden la supuesta aparición de la menstruación.

Sauzgatillo.. 0,2 g
Alquimilla.. 0,1 g

Mi alimentación

Reduce el consumo de café con el fin de no aumentar el nerviosismo y la irritabilidad. Limita el consumo de sal para reducir los fenómenos de retención de líquidos y aumentar la ingesta de verduras de hoja, disminuyendo las legumbres secas, que pueden contener fitoestrógenos para no empeorar una tendencia ya demasiado estrogénica. Sin embargo, toma nota de que el consumo de glúcidos de absorción lenta puede reducir los antojos de dulces. También es lícita la toma de arroz integral, un poco de pan integral o multicereales con las comidas. El aporte de productos azucarados debe estar orientada idealmente hacia el consumo de frutas maduras de temporada, de algunos frutos secos, de compotas, y de poquísimo chocolate, alto en calorías. Las bebidas alcohólicas son amigos falsos en estas situaciones; en cambio, un aporte suplementario de bebidas ricas en calcio ayuda a reducir los trastornos, de ahí la necesidad de consumir al día algunos vasos de ciertas aguas minerales altamente mineralizadas como las aguas Contrex® o Hépar®.

Reglas demasiado abundantes

Las reglas demasiado abundantes pueden ser tratadas eficazmente por las plantas, según el origen del trastorno. Un dictamen ginecológico siempre es indispensable para encontrar las causas que suelen ser hormonales. Un tratamiento denominado «sintomático» (reducción de los sangrados) es posible con las siguientes plantas:

Mi tisana (pág. 16)

Tomarlo durante la regla.

Bolsa de pastor .... 40 g
Antihemorrágico
Hamamelis .... 30 g
Mejora la circulación

Si la infusión no es suficiente o por razones prácticas:

Mi cápsulas vegetales (extractos secos, composición por cápsula)

Aquilea milenrrama...0,15 g
Vid roja ....0,15 g
Ayuda a reducir los sangrados, efecto hemostático, mejora la circulación

Libido

Tal cantidad de causas pueden intervenir en la disminución de la libido que nos conformaremos con recomendar un enfoque global. Algunas plantas actúan sobre la fatiga (pág. 82-83), y otras son conocidas para estimular el deseo.

Mi tisana afrodisíaca (pág. 16)

Menta piperita .... 40 g
Tónica

Si tu herborista o tu farmacéutico pueden ocuparse de ello, añadir:

Damiana (*Turnera aphrodisiaca*)................................. 30 g
Reconocida por estimular el deseo, en particular si hay una nota depresiva.

Mi alimentación

Las especias son reputadas por estimular el deseo, aunque no haya evidencia científica. En cambio, una dieta desequilibrada, excesiva en azúcares y en grasas, solo puede ser peyorativa.

Premenopausia

Durante la premenopausia se manifiestan cambios hormonales, lo que puede causar irregularidades de los ciclos, a veces sangrados entre periodos, sensibilidad de los pechos que caracteriza una tendencia de exceso de estrógenos; de hecho, se trata de un hiperestrogenismo relacionado con una insuficiencia lútea.

Los tratamientos convencionales

- progestinas: Utrogestan®, Lutéran®, Surgestone®, Duphaston®, Lutényl® del 5° al 25° día del ciclo; Progestogel®, que debe aplicarse en los pechos en caso de sensibilidad mamaria importante.

Las plantas pueden tener su lugar para limitar los síntomas de la premenopausia si se utiliza las que imitan la acción de la progesterona (progesterona-like). Existen varios, pero una de las más eficaces y práctica es el sauzgatillo.

Mis cápsulas vegetales (extractos secos, composición por cápsula)

1 cápsula por la mañana, 1 cápsula por la noche del 16° al 25° día del ciclo menstrual.

Sauzgatillo .... 0,3 g

En caso de que las reglas sean abundantes en este periodo, también puedes tomarte:

Alquimilla .... 0,10 g
Hamamelis .... 0,10 g
Efecto hemostático, mejora la circulación

Menopausia

La menopausia se caracteriza por la interrupción de los ciclos menstruales. Está clínicamente definida cuando esta dura desde al menos un año. Unas dosis hormonales la confirman si es necesario. Era frecuente, en especial por la presión de las compañías farmacéuticas, de proponer una terapia de reemplazo hormonal (TRH para terapia de reemplazo hormonal) a base de estrógenos y progesteronas, solos o combinados, pero existe una serie de contraindicaciones los cuales son antecedentes de cáncer de mama, de flebitis, de hepatitis... y existen muchas preguntas sobre los efectos deletéreos a largo plazo de estas tomas según el tipo de sustituto. La razón la ha prevalecido poco a poco, también se ha limitado actualmente la indicación en caso de alteración profunda de la calidad de vida, que está liada especialmente a los sofocos (entrando en lo que se conoce médicamente como trastornos del climaterio, con además trastornos del sueño, depresión más o menos importante, dolores de cabeza...).

Los tratamientos convencionales

- Estradiol: Oesclim®, Estraderm®...;
- Progesterona: Duphaston®, Menaelle®.

Las plantas, sea cual sea la situación, deben tomarse como primera opción, ya que son a menudo lo suficientemente eficaces para reducir los efectos desagradables que se siente durante los primeros meses de la menopausia. En relación con el riesgo de fractura ósea que puede surgir en el transcurso de una osteoporosis, este puede reducirse mediante la toma de otros tipos de plantas (pág. 27-28) y con un estilo de vida y una dieta adecuados. El examen radiológico llamado *osteodensitrometría* guía las actitudes terapéuticas de los médicos.

Mis tisanas antisofocos (pág. 16)

Espino .... 40 g
Calma la irritabilidad y reduce los sofocos
Hamamelis .... 40 g
Mejora la circulación
Salvia .... 30 g
Calmante y antitranspirante

En caso de eficacia insuficiente de la tisana, la supervisión médica es esencial. Asociados a la supervisión médica:

Mis cápsulas vegetales (extractos secos, composición por cápsulas)

1 cápsula por la mañana, 2 por la tarde durante la duración de los trastornos (sin antecedentes de cáncer de mama para la *Cimicifuga*).

Cimífuga (*Cimicifuga*)..0,15 g
Vid roja ....0,15 g

Mi alimentación

Puede parecer paradójico que las mujeres algo «rellenitas» tengan menos sofocos que las que están delgadas, durante la menopausia. Existe una explicación fisiológica, ya que el tejido adiposo (la grasa) contiene una enzima llamada aromatasa que induce la producción de estrógenos, aunque estas hormonas ya no son secretadas por los ovarios. Asimismo, el hecho de coger de 2 a 3 kilos de forma espontánea en este periodo puede ser considerado como un mecanismo de protección establecido por la naturaleza. Pero tampoco es necesario que el exceso de peso sea excesivo, ya que el sobrepeso grave y la obesidad arrastra un riesgo que ha aumentado en los últimos años la aparición del cáncer de mama, que equivale a la de la terapia de reemplazo hormonal mediante la producción de un exceso de estrógeno.

Existe una alimentación protectora que puede llevarse a cabo durante la menopausia. Esta incluye verduras de hojas, frutas, productos ricos en ácidos grasos omega-3, de los cuales el aceite de colza y el de nueces son muy valiosos nutricionalmente, y pescados como la sardina y la caballa pueden proporcionar una parte; los productos lácteos proporcionan proteínas de buen valor biológico, vitaminas del grupo B, así como el calcio.

Las aguas mineralizadas como Contrex®, Courmayeur®, Hépar®* también proporcionan calcio al organismo.

Hay que tener cuidado ten cuidado con la soja, que es una planta proveedora de estrógenos cuyo exceso de consumición puede ser considerado como un factor que favorece la aparición de cáncer de mama.

---

* Las marcas de agua mineral o alcalina en muchos casos varían de unos países a otros. En España los más comunes, o mejor agua mineral procedentes de manantial son: Fuente Liviana Serrania, Veri Veri, Solan de Cabras, Font Vella Sacalm, Monte Pinos, Evian, entre otras muchas.

Sin embargo, en Francia, las aportaciones son modestas en dosis en cuanto a no excederse (1 mg de isoflavonas de soja por kilogramo de peso corporal). Es entonces posible tomar el yogur de soja, pero evita tomar suplementos alimenticios que contienen una cantidad de soja inciertos.

Infecciones urinarias recidivantes

Ver cistitis, pág. 60-61.

Cáncer de mama

Véase págs. 112-113.

ESPECIFICIDADES MASCULINAS

El sistema hormonal de los seres humanos puede ser dañado y sobre todo hoy en día por la exposición a diferentes sustancias químicas (disruptores endocrinos presentes en diversos productos químicos, contaminantes). El descenso de la fecundidad y de la concentración de espermatozoides son consecuencias directas. Tras los cincuenta años la próstata puede cambiar y causar diversas enfermedades o trastornos. Las plantas ya forman parte de los tratamientos convencionales que pueden utilizarse como primera opción según las situaciones, otras pueden añadirse como complemento.

Líbido

La disminución de la libido puede tener varias causas: hormonales, psicológicas, vinculadas a la fatiga...

Los tratamientos convencionales

- tratamientos de tipo psicológicos;
- inhibidores de fosfodiesterasas: Viagra®, Cialis®, Levitra®;
- inyecciones intracavernosas: Caverject®, Edex®...;
- alfa bloqueadores: Yohimbina®...;
- testosterona: AndroGel®, Fortigel®.

Las plantas tienen su lugar en este tipo de trastornos, contra los cuales actúan ante todo como un estimulante general del organismo.

Mi tisana tonificante (pág. 16)

Ursina.. 40 g
Reconocido en caso de deficiencia de libido
Ortiga... 40 g
Remineralizante
Tomillo... 40 g
Tónico

Mis cápsulas vegetales (extractos secos, composición por cápsula)

Maca (raíz).. 0,3 g
Estimulante

Mi alimentación

Tu dieta debe ser baja en grasas y rica en frutas y verduras. Reduce en gran medida el consumo de bebidas alcohólicas. La satureja como planta condimentaria podría ayudar el aumento de los niveles de testosterona.

Fertilidad

Los trastornos de fertilidad masculina son cada vez más comunes hoy en día. Muchos elementos científicos incriminan la exposición a diversas sustancias químicas en el entorno conocidas como disruptores endocrinos. Conviene en primer lugar evitar estar expuestos a ellos[14].

Las plantas pueden ayudarte a protegerte, si las asocias a un estilo de vida más saludable: alimentos lo menos procesados posible, reducir el uso de ciertos cosméticos, estar atentos a los productos de bricolaje utilizados en el hogar, y practicar actividad física al aire libre.

Mi tisana contra la infertilidad (pág. 16)

Ortiga.. 40 g
Ayuda a proteger los espermatozoides
Pervinca pequeña (*Vinca minor*).. 30 g
Mejora la microcirculación

Mi alimentación

Tu dieta debe ser lo más equilibrada posible, lo menos transformada. No bebas más que agua (a excepción del té de la mañana, incluso el café) y limita las bebidas alcohólicas a consumos muy ocasionales.

---

[14] Ver Doctor Laurent Chevallier, *El libro antitóxico, op. cit.*

Próstata: hiperplasia benigna

La hiperplasia benigna de la próstata, también llamada adenoma, es común tras los 50 años de edad. Los tratamientos médicos recurren en primer lugar a las plantas, presentadas bajo la forma de medicamentos. Se pueden utilizar otras moléculas en caso de fracaso. Si esto no es suficiente, se usan técnicas quirúrgicas: la resección (por cepillado) o ablación.

Los tratamientos convencionales

* plantas como primera opción listas para usar: Acubiron® (ciruelo africano, *Pygeum africanum*), Permixon® (palmito de Florida, *Serenoa repens*), con eficacia similar cuando hay hiperplasia benigna de la próstata;
* inhibidor de la 5-alfa reductasa: Proscar®, Avodart®.

Además de las plantas utilizadas en los tratamientos convencionales, otras tienen su puesto para mejorar los efectos de las primeras y así evitar o retrasar lo máximo posible una intervención quirúrgica.

Mi tisana descongestionante (pág. 16)

Vara de oro (Solidago)... 30 g
Descongestionanate
Epilobio.. 30 g
Antiinflamatorio, descongestionante

Mis cápsulas vegetales (extractos secos, composición por cápsula)

Ortiga (raíz)... 0,3 g
Mejora la comodidad urinaria

Mi alimentación

Los alimentos protectores son ricos en licopeno, pigmento presente en los tomates, especialmente en los que están cocinados, que lo concentran (salsa de tomate...), también están en la papaya, la guayaba, la sandía y los albaricoques secos. El brócoli y otras crucíferas también protegen la próstata, así como el té verde. Consume también pescados grasos, que contienen vitamina D. Las semillas de calabaza son conocidas protectoras de la próstata; se pueden consumir bajo forma de aceite de semilla de calabaza en los condimentos. Es necesario moderar el consumo de alcohol, de limitar la ingesta de ácidos grasos saturados y de tener cuidado de no aumentar de peso.

Prostatitis

Las prostatitis corresponden a una enfermedad infecciosa (bacteriana) de la próstata.

Los tratamientos convencionales

– antibióticos: Ciflox®, Bactrim®;
– antiinflamatorio: Surgam®...

Las plantas constituyen un complemento del tratamiento convencional y pueden limitar el uso de antiinflamatorios.

Mis cápsulas vegetales (extractos secos, composición por cápsula)

Grama .... 0,20 g
Ortiga .... 0,10 g
Descongestionante de la pelvis menor en la prostatitis

Mi tisana antiinfecciosa (pág. 16)

Tratamiento en siete días renovable tras dictamen médico.

Buchú .... 30 g
Antiinflamatorio, antiséptico
Gayuba .... 30 g
Antiséptica
Epilobio .... 30 g
Antiinflamatoria

PIEL

La piel garantiza lo esencial de los intercambios entre el «medio interno», el organismo, y el exterior, es decir, el entorno. ¡Se trata de una estructura frágil, que puede hasta traicionar tus emociones! También es un reflejo de tu estado de salud.

Acné

Tocando en diversos grados al 80% de los adolescentes, el acné, se caracteriza, durante los cambios hormonales, por un aumento en la secreción de sebo. Esto da como resultado la aparición de quistes o comedones, inflamaciones con posibles sobreinfecciones.

Los tratamientos convencionales

- derivados de la vitamina A para aplicar: Effederm®, Locacid®, Roacutan®...; por vía oral: Contracné®...;
- Peróxido de benzoilo para aplicar: Cutacnyl®, Pannogel®...;
- antibióticos para aplicar: Eryfluid®, Dalacine®...; por vía oral: doxiciclina;
- antiandrógeno: Androcur®;
- derivados de zinc: Rubozinc®.

Las plantas tienen un puesto en el tratamiento del acné, porque los tratamientos convencionales pueden tener muchos efectos secundarios y los derivados de la vitamina A son teratogénicos (que requieren anticonceptivos entre los adolescentes en caso de ingesta). En todas las formas moderadas de acné, las plantas tienen su lugar.

Mi cápsulas vegetales (extractos secos, composición por cápsula)

Por cura de 20 días por mes, renovar según la importancia de los trastornos.

Bardana...0,30 g
Planta «depurativa»

Mis aceites esenciales (AE)

Aplicar desde la aparición de granos que tienden a infectarse.

AE de lavanda..2 ml
AE de niaouli..2 ml
Aceite vegetal de rosa mosqueta ....36 ml

Mi alimentación

Los alimentos ricos en zinc mejoran la cicatrización: un poco de cereales en forma de pan (de 2 a 4 rebanadas por día), huevos (3 a 5 por semana), algunos frutos secos todos los días (los alimentos más ricos de zinc son las ostras y los arenques). Los alimentos ricos en ácidos grasos omega-3 reducen la inflamación de los comedones y quistes sebáceos. Para el aliño de ensaladas, utiliza los aceites de canola*, de nueces. Para los pescados, comer sardinas, caballa y salmón con regularidad. Evita el exceso de comida industrial («comida basura»), incluidos los refrescos. Consume productos con azúcar añadido lo menos posible. Por supuesto, eres libre de consumir cualquier tipo de frutas y compotas.

Pérdida de cabello

Existen varias causas de la pérdida de cabello. En el caso de los hombres la más común es la alopecia del tipo androgénica. Otras causas pueden estar ligadas o relacionadas a una enfermedad (infección, enfermedades inflamatorias...), una fatiga crónica, o al estrés...

Los tratamientos convencionales

- calvicie incipiente del hombre: Minoxidil®, Propecia®;
- vitaminas: Biotina®, Bepanthen®.

Las plantas ayudan a reducir la pérdida de cabello, pero con una eficacia moderada, como los tratamientos convencionales.

---

* También denominado «colza doble cero», por su bajo nivel de glucosinolatos.

Mi aceites esenciales

Pelo graso (añadir 2 gotas de cada aceite esencial al champú al lavarse —idealmente a base de aceite de cade–).

AE de limón..2 ml
AE de lavandín..2 ml

Cabello seco (añadir 2 gotas de cada aceite esencial al champú)

AE de romero..2 ml
AE de tomillo (timol) ....2 ml

Pelo con caspa (añadir 2 gotas al champú)
AE de junípero..2 ml

Celulitis

La celulitis puede afectar, además de los muslos y nalgas, a las rodillas y los brazos. No existe un tratamiento convencional propiamente dicho de la celulitis fuera de las cremas cosméticas con eficacia moderada y la cirugía estética. Han aparecido tratamientos en frío, que son caros y tienen resultados muy variados, así como los tratamientos de diodo láser de baja intensidad.

> Las plantas permiten que la celulitis disminuya y de prevenirla asociandola con un mejor estilo de vida. Todo masaje es beneficioso gracias a su efecto de drenaje.

Mi tisana anticelulítica (pág. 16)

Orthosiphon... 40 g
Drenante
Reina de los prados .... 30 g
Desinfiltrante
Hamamelis.. 30 g
Mejora la circulación
Cola de caballo.. 30 g
Tonifica los tejidos

Mis aceites esenciales (AE)

En masaje diario.

AE de ciprés (p. 142) ....2 ml
AE de limón...2 ml
Aceite vegetal de rosa mosqueta ....36 ml

Mi alimentación

Limita fuertemente el consumo de todos los productos con azúcar añadido (principalmente los postres industriales azucarados y las galletas, y todas las bebidas azucaradas como las gaseosas, los siropes y varios zumos industriales). Come cantidades adecuadas y suficientes de frutas, verduras, pescado y carne magra.

Eccema

Esquemáticamente existen dos orígenes principales del eccema: el llamado de *contacto* (a múltiples sustancias, entre las cuales el níquel, el cromo, el formaldehído... e incluso a veces a ciertos aceites esenciales), y el otro llamado *atópico*. Este último encaja en el contexto de una predisposición familiar a las alergias (rinofaringitis alérgicas, asma...).

Los tratamientos convencionales

- corticosteroides, dermocorticosteroides locales: Dermoval®, Betnéval®, Diprosone®, Locoïd®...;
- antihistamínicos: Clarityne®, Zyrtec®...;
- antiséptico en caso de riesgo de infección: Cytéal®, Septal® ...

En el caso de eccema de contacto, es necesario identificar el o los agentes causales y posteriormente eliminarlos, lo que no siempre es simple: diversos cosméticos, granos, medallones de algunos cinturones y prendas de vestir...

Si no existe la planta antieccema, ciertas plantas, entre aquellas que son «depurativas», pueden ayudar. Algunos aceites vegetales son adecuados, pero no todos (el aceite de almendras dulces es alergénico para algunas personas). En relación con los aceites esenciales, no son recomendables, ya que algunos pueden favorecer la aparición del eccema de contacto (dermocáustico). Las dermocorticoides de los tratamientos convencionales pueden aliviar temporalmente y eliminar temporalmente las lesiones, pero mantiene el proceso, a diferencia de las plantas propuestas.

Mi tisana drenante (pág. 16)

Ortosifón.. 30 g
Drenante
Vellosilla .... 30 g
Acción «depurativa»

En caso de eccema atópico añadir:

Hamamelis.. 25 g
Potencial antieccema

Mi cápsulas vegetales (extractos secos, composición por cápsula)

Bardana...0,30 g
Acción «depurativa»

Mis aceites vegetales (AV)

Existen numerosos productos, los encontrarás de calidad en la farmacia (siempre pedir los que son sin aditivos de sintétsis).
- hidratantes: los productos a base de aceite de borraja y a base de aceite de onagro;
- reductores de la irritación de la piel: los productos a base de caléndula (pomada o gel, fácil de usar).

En caso de lesiones cutáneas bastante significativas:
- cicatrizantes: los productos a base de aloe vera;
- que ablandan: agua floral de aciano.

En todas las situaciones

El aceite vegetal de rosa mosqueta, por su acción hidratante en las pieles secas y cicatrizante (en ausencia de reacción a uno de sus componentes).

Mis compresas de plantas

Preparar como una tisana, de 2 a 3 aplicaciones al día en compresas empapadas con la preparación.

Matricaria .... 15 g
Salicaria .... 15 g
Calmante, antiinflamatoria

Mi alimentación

Como regla general, no tienes por qué excluir grupos de alimentos. Evita todos los que son a base de aditivos (conservantes, colorantes...), muchos de los cuales son alergénicos. Haz una dieta rica en ácidos grasos omega-3: sardinas, caballa, anchoas..., vinagretas a base de aceite de colza y de nuez. No dudes en añadir algunas semillas de lino en tu dieta.

La achicoria también tiene reputación de mejorar la lucha contra el eccema, ¿por qué no tomarla como bebida matinal?

Psoriasis

La psoriasis se caracteriza por lesiones escamosas llamadas eritematoescamosas en placa, generalmente no pruriginosa, es decir, sin picor.

Los tratamientos convencionales

- corticosteroides, corticosteroides locales: Dermoval®, Betnéval®, Diprosone®, Locoïd®...;
- antiséptico en caso de riesgo de infección: Cytéal®, Septal®...;
- vaselina, aceite de cade: Caditar®...;
- vitamina D: Daivonex®, Silkis®... a veces asociada con corticosteroides (Daivobet®);
- retinoides por vía oral (psoriasis severa): Soriatane®;
- fototerapia: PUVA-terapia.

Las plantas pueden reducir el impacto de la psoriasis. Los tratamientos convencionales pueden tener múltiples efectos secundarios. La vaselina se tolera generalmente bien, mientras que los productos a base de cade cada vez menos. Las plantas que citamos a continuación, sin ser milagrosas, pueden ayudar.

Mi tisana «depurativa» (pág. 16)

Vellosilla .... 40 g
Acción drenante
Abedul .... 30 g
«Depurativo»
Fumaria .... 30 g
Mejora la evacuación de toxinas

Mis aceites vegetales (AV)

Existen numerosos productos; los encontrarás de calidad en la farmacia (pide siempre aquellos sin aditivos sintéticos).

• hidratantes: los productos a base de aceite de borraja y a base de aceite de onagro;
• reductor de la irritación de la piel: los productos a base de caléndula (pomada o gel, fácil de usar). En caso de que las lesiones cutáneas sean bastante significativas
• cicatrizantes: los productos a base de aloe vera;
• reblandecimiento: agua floral de aciano.

En todas las situaciones

El aceite vegetal de rosa mosqueta por su acción hidratante en pieles secas y cicatrizante (en ausencia de reacción a uno de sus componentes).

Mis compresas de plantas

Preparar como una tisana, de 2 a 3 aplicaciones al día en compresas empapadas con la preparación. Matricaria .... 15 g
Malva .... 15 g
Calmante, antiinflamatorio

Mi alimentación

Evita, como con todas las afecciones cutáneas pruriginosas o inflamatorias, todos los productos alimenticios a base de aditivos (colorantes de síntesis, diversos conservantes…). Se recomienda una alimentación rica en ácidos grasos omega-3: sardinas, caballa, anchoas…, aceite de colza, aceite de nuez, semillas de lino.

En relación con el gluten, más allá del modo gluten-free, se considera que el 16% de las personas con psoriasis también tienen una sensibilidad al gluten.

Estrías y arrugas

La flacidez de la piel adquiere diferentes formas: las arrugas y las estrías.

No existen tratamientos convencionales propiamente dichos, si no se trata de una multitud de cosméticos que, lamentablemente, contienen por regla general muchos aditivos sintéticos.

Las plantas ayudan a fortalecer el tejido de la piel y se utilizan tanto por vía general como localmente.

Mi tisana reafirmante (pág. 16)

Ortiga...40 g
Remineraliza

Mi aceites vegetales (AV)

Aplicar rosa mosqueta todos los días sola o combinada con aceites esenciales (AE).

AE de helicriso italiano...2 ml
aceite vegetal de rosa mosqueta.................................18 ml

Mi alimentación

Debe ser, evidentemente, lo más equilibrada posible, rica en antioxidantes muy presentes en las frutas y en las verduras. Se recomiendan las aguas bastante fuertemente mineralizadas (Contrex®...). El tabaquismo tiene efectos, ciertamente progresivos, pero muy deletéreo sobre la piel.

Verrugas

Las verrugas denominadas como «vulgares» están relacionadas directamente con un virus (papilomavirus; por lo general, de tipo 1 o 6).

Los tratamientos convencionales

- derivados salicílicos: Duofilm®, Kérafilm®...;
- láser, electrocoagulación.

Más allá del jugo de celidonia, difícil de usar, ya que es necesario tenerlo a mano en estado fresco permanentemente, las plantas a base de derivados de salicilatos, en especial aquellos a base de sauce, tienen completamente su puesto (preparación en farmacia).

Mi tisana estimulante (pág. 16)

Tomillo...40 g
Estimulante, ayuda a luchar contra los virus

Mis aceites esenciales (AE)

AE de satujera ....2 ml
Aceite vegetal de avellana..18 ml

Para los callos y las durezas utiliza también la hoja de sauce, aplicarlo por la noche (preparación lista para su uso en venta en las farmacias).

Mi alimentación

Toda dieta desequilibrada disminuye las defensas del sistema inmune y puede favorecer el desarrollo de los virus. Consume, por tanto, suficientes frutas y verduras, con la toma regular de pescado, carne magra y productos lácteos.

Herpes

El herpes está vinculado a una infección vírica. Los virus herpéticos humanos pueden afectar a la piel, los labios, los ojos, los genitales, con una complicación gravísima, por suerte muy rara: encefalitis herpética.

Los tratamientos convencionales

* antiherpéticos por vía oral: Zovirax®, Valtrex®, Oravir®...;
* antiherpéticas locales: Zovirax crema®...

Las plantas no sustituyen a los tratamientos convencionales generales del herpes, pero pueden ser adyuvantes local (para el herpes labial).

Mi tisana estimulante (pág. 16)

Tomillo... 40 g
Estimulante, ayuda a luchar contra los virus

Mis aceites esenciales (AE)

AE de niaouli..4 ml
Aceite vegetal de rosa mosqueta ....36 ml

Mi alimentación

Cualquier dieta desequilibrada baja las defensas del sistema inmune y puede favorecer el desarrollo del virus. Consume suficientes frutas y verduras, con tomas regulares de pescado, carne magra y productos lácteos.

CÁNCERES

Plantas como la pervinca de Madagascar o el tejo son el origen de varios medicamentos contra el cáncer como la Vinblastina®, Taxol®... Así, siete medicamentos anticancerígenos proceden originalmente de activos vegetales. Otras plantas se están analizando, tanto por su potencial anticancerígeno, antiproliferación de ciertas plantas parece poderoso. Los estudios rigurosos y científicos son indispensables para mejorar los conocimientos, establecer las mejores dosis o posología, y adaptarlas dependiendo del tipo de cáncer, pero, a partir de ahora, ¿por qué no tomar algunas tisanas consideradas como protectoras y que no tienen efectos negativos clasificados? Las plantas también pueden usarse como tratamiento de apoyo para minimizar o contrarrestar los efectos secundarios, insuficientemente tratados debidamente con demasiada frecuencia, algunas quimioterapias o radioterapias.

Plantas adyuvantes (según la ubicación)

Mi tisana que ayuda a proteger el seno (pág. 16)

Aquilea milenrama...50 g
Vara de oro (Solidago)..40 g
Olivo...40 g

Mi tisana que ayuda a proteger la próstata (pág. 16)

Romero..60 g

Mi tisana que ayuda a proteger el pulmón (pág. 16)

Lamio blanco..50 g
Bolso de pastor ....40 g
Vara de oro (Solidago)..40 g

Mi tisana que ayuda a proteger el colon (pág. 16)

Salicaria ....50 g
Nogal..50 g

Mi tisana que ayuda a proteger la piel (melanoma) (pág. 16)

Aquilea milenrama.. 50 g
Vellosilla .... 50 g
Vara de oro (Solidago).. 40 g

Mi tisana que ayuda a proteger los riñones (pág. 16)

Brezo .... 50 g
Nogal... 40 g

Mi tisana que ayuda a proteger ciertas leucemias (pág. 16)

Salicaria .... 50 g
Brezo .... 40 g

**Plantas que permiten luchar contra la fatiga relacionada
con los tratamientos (quimioterapia, radioterapia)**

Mi tisana antifatiga (pág. 16)

Tomillo.. 50 g
Romero .... 50 g

Si esto no es suficiente, elegir plantas adaptogénicas.

Mis cápsulas vegetales (extractos secos, composición por cápsula)

3 cápsulas al día.

Ginseng... 0,3 g

También me alivia

La jalea real (existen numerosas preparaciones ya listas para usar en farmacias).

Las plantas que protegen el hígado

Las quimioterapias, en diversos grados, pueden perjudicar el hígado. Algunas plantas ayudan a protegerlo.

Mi tisana que ayuda a proteger el hígado (pág. 16)

Alcachofa .... 50 g
Estimula el metabolismo del hígado
Crisantelo .... 50 g
Ayuda a eliminar las diversas toxinas
Romero .... 40 g
Protege el hígado y mejora la digestión

Regenerar las células del hígado como complemento o en lugar de la tisana (según la importancia del sufrimiento hepático, medido principalmente por la dosis sanguíneas de las transaminasas):

Mis cápsulas vegetales (extractos secos, composición por cápsula)

Cardo mariano .... 0,20 g
Bardana .... 0,10 g

Mucositis e inflamación de la mucosa

Mi enjuague bucal

Preparación idéntica a la de la tisana.

Malva .... 20 g
Llantén .... 20 g
Alivia las membranas mucosas

En caso de sangrado y de inflamación de las encías, añadir:

Alquimilla .... 20 g
Ayuda la cicatrización de las mucosas y encías

Mi pomada

Gel de aloe vera (listo para usar en las farmacias).

Mi alimentación

Evitar las verduras y frutas crudas, han de ser consumidas cocidas y mezcladas.

Náuseas

Mis aceites esenciales (AE)

Poner unas cuantas gotas en un pañuelo y respirar en caso de náuseas.

AE menta piperita

Diarrea

Mi tisana reguladora del tránsito (pág. 16, pág. 52)

Salicaria .... 40 g
Nogal .... 30 g
Alquimilla .... 30 g
Reduce el tránsito intestinal, antiséptico intestinal

Mi alimentación

Para protegerte del cáncer en distintos tipos, aumenta tu consumo de frutas y verduras frescas (o congeladas); favorece la ingesta de crucíferas (repollo en todas sus formas: coles de Bruselas, coliflor, brócoli), de dos a tres veces por semana —a elegir las cantidades según tu propia tolerancia digestiva. Las cebollas y el ajo también son alimentos considerados protectores, al igual que el curry, por la cúrcuma que contiene. En relación con las bebidas, piensa en té verde. Limita el exceso de ingesta de azúcar, es decir, todos los productos con azúcar añadido (dulces, pasteles, zumos industriales, diversas preparaciones culinarias y platos industriales o de servicios de catering). Algunos incluso hasta preconizarán o recomendarán una alimentación «cetogénica»; es decir, estrictamente sin azúcar. No se recomienda, ya que se trata de una dieta desequilibrada.

Evita los productos alimentarios que contengan ácidos grasos trans. Su presencia suele estar generalmente indicada en la etiqueta con la denominación de «aceite vegetal parcialmente hidrogenado». Reducir la ingesta de grasas animales saturadas que se encuentran sobre todo en las carnes grasas y los embutidos. Los aceites ricos en ácidos grasos omega-6, como los aceites de girasol, maíz, semilla de uva, no debe ser consumidos en exceso, elige mejor los aceites de colza, de nuez o de oliva para los aderezos. Los productos alcohólicos deben tomarse solo ocasionalmente y con extrema tranquilidad y prudencia. También es importante evitar cualquier riesgo de desnutrición. Consume alimentos los más orgánicos posibles.

ABSTINENCIA: ALCOHOL, TABACO

Cualquier abstinencia debe ser médicamente supervisada. El uso del sistema de salud permite un enfoque multidisciplinario.

Alcohol

Excluimos de nuestro propósito las intoxicaciones alcohólicas agudas, pero proponemos plantas para tu cuidado para dejarlo en manos de tu médico y adictólogo.

Los tratamientos convencionales

- medicamentos de la desintoxicación: Aotal®, Espéral®, Revia®, Selincro®;
- tranquilizantes (benzodiacepinas): Lexatil® // Lexotal, Seresta®, Xanax®, Tranxène®...;
- neurolépticos: Tercian®...;
- vitaminas: Benerva®, Magne B6®...

> Las plantas ayudan a fortalecer los tejidos de la piel y pueden utilizarse tanto por vía general como local.

Mi tisana protectora del hígado (pág. 16)

Alcachofa .... 40 g
Alivia el hígado
Boldo .... 30 g
Poder de protección
Romero .... 30 g
Estimula la secreción de la bilis

Mis cápsulas vegetales (extractos secos, composición por cápsula)

Espino .... 0,30 g
Tranquilizante
o
Espino .... 0,10 g
Griffonia .... 0,10 g

En caso de tendencia de agitación
Valeriana...0,10 g
En caso de tendencia depresiva
o
Kudzu..0,20 g
Podría reducir el riesgo de recaída tras la abstinencia

Mi alimentación

Es con demasiada frecuencia desequilibrada y no estructurada por la toma de comidas anárquicas. Los aportes de fruta son a menudo deficitarios, al igual que los de los productos lácteos. Una actividad física regular y un reequilibrio nutricional son indispensables para el éxito de la abstinencia que va a la par con el bienestar.

Tabaco

Es inútil explicar de nuevo los estragos del tabaco sobre el sistema cardiovascular, las vías respiratorias, el riesgo de desarrollar un cáncer... Puedes poner a prueba tu nivel de dependencia del tabaco por el test de Fagerström, que encontrarás con facilidad en Internet.

Los tratamientos convencionales para el descondicionamiento del tabaquismo

- medicamentos orales: Champix®, Zyban®...;
- parches (sustitutos de nicotina): Nicopatch®, Nicotinell®...

Las plantas tienen su puesto en el abandono del tabaco, sobre todo porque ayudan a limitar los impulsos. La posible irritabilidad que resulta de este también puede ser apoyado por diferentes plantas.

Mi cápsulas vegetales (extractos secos, composición por cápsula)

Griffonia ....0,15 g
Valeriana..0,15 g
Limita los impulsos, el deseo de fumar asociado con trastornos del estado de ánimo y del sueño

Mis cápsulas vegetales (extractos secos, composición por cápsula)

Espino .... 0,30 g
Tranquilizante

o

Kudzu .... 0,20 g
Podría limitar el riesgo de recaída después de la abstinencia

Mis aceites esenciales (AE)

Respirar directamente varias veces al día directamente o en un pañuelo empapado.

AE de lavanda
Ayuda a saturar los receptores olfativos y a reducir la necesidad de fumar

Mi alimentación

El tabaco cambia la percepción de los gustos y embota la sutileza aromática de los alimentos, especialmente la de las frutas y verduras, que no son lo suficientemente consumidas. La atracción hacia lo salado y lo graso mientras se buscan notas dulces es, por lo general, bastante pronunciado en sentido inverso. Dejar de fumar permite en unas semanas encontrar de nuevo las funcionalidades diversas de las yemas linguales para asegurar un mejor equilibrio alimenticio.

Crea tu propia herboristería

Te propongo descubrir las virtudes de las 123 plantas que se encuentran entre las más importantes que ya utilizaban nuestros antepasados, del paleo hasta el siglo XIX. Su facilidad de uso está al alcance de todo el mundo (en forma de infusiones, cápsulas, pomadas y aceites esenciales bajo supervisión médica) y de todos los bolsillos. Mencionamos las indicaciones principales, las más relevantes actualmente. Los descubrimientos y las últimas perspectivas científicas permiten que se utilicen de manera más racional para consumir menos medicamentos y reencontrarnos con un estilo de vida más saludable.

A

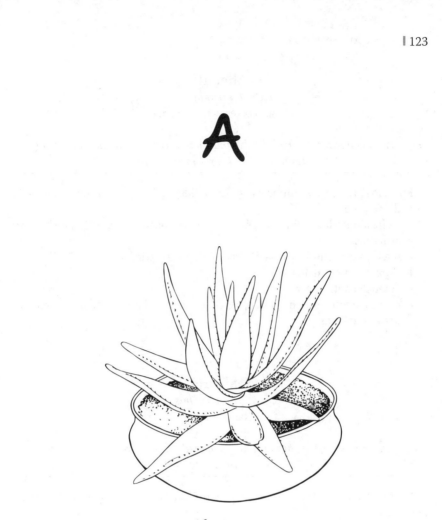

Aloe vera

Abedul
Betula pendula
Hojas, corteza, savia, yema

El consumo de savia de abedul se ha puesto una vez más de moda como algo «desintoxicante» y reconstituyente.

Entre los principales compuestos: flavonoides, ácido betulínico y betulina.

Indicaciones:

- Utilizado tradicionalmente en casos de inflamación o infección de las vías urinarias.
- Ayuda a prevenir la formación de cálculos urinarios.

Perspectivas científicas:

- Potencial anticáncer.
- Antiinflamatorio y analgésico, especialmente en las enfermedades reumáticas y cutáneas.

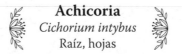

Achicoria
Cichorium intybus
Raíz, hojas

La achicoria salvaje es una planta que ha sido considerada históricamente como «depurativa»

Entre los principales compuestos: lactonas sesquiterpénicas, kaempferol, quercetina.

Indicaciones:

- Utilizado para los trastornos digestivos (digestiones pesadas) por su acción aumentadora de la producción de bilis.

Perspectivas científicas:

- Prebiótica que mejora el equilibrio de la flora intestinal.
- Ayuda a aumentar la absorción de calcio.
- Potencial adyuvante contra el exceso de azúcar en la sangre y anti-cholesterol.

Agrimonia
Agrimonia eupatoria
Partes aéreas florecidas

Utilizado como tónico

Entre los principales compuestos: flavonoides (luteolina), apigenina, tanino (agrimonine).

Instrucciones para el uso interno:
- Mejora la digestión y el funcionamiento de la vesícula biliar, también protege el hígado.
- Favorece la eliminación de ácido úrico (gota, cólico nefrítico).
- En caso de piernas cansadas, de varices, de hemorroides (antiagregante plaquetario).

Indicaciones para el uso externo:
- Higiene de la boca y de la garganta.
- En inflamaciones ligeras y superficiales de la piel.

Perspectivas científicas:
- Cada vez más utilizada en el plano digestivo, ya que lucharía contra la hiperpermeabilidad intestinal detrás de muchos malestares digestivos.
- Acción antidiabética.
- Antibacteriana, especialmente contra la *Escherichia coli* y los microhongos como la *Candida albicans*.
- Potencial antitumoral.

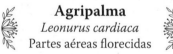

Agripalma
Leonurus cardiaca
Partes aéreas florecidas

Una planta a la que nuestros antepasados le hacían confianza enormemente en las enfermedades cardiacas, mencionada en los tratados de la Edad Media

Entre los principales compuestos: galiridoside, quercetina, kaempferol, lavandulifolioside.

Indicaciones:
- Acción calmante útil en casos de asma.
- Ayuda a bajar la tensión arterial (si es demasiado alta).

Perspectivas científicas:
- En caso de hipertiroidismo (tratamiento adyuvante).

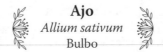

Ajo
Allium sativum
Bulbo

Un gran sustituto de la sal y, como tal, un aliado eficaz en caso de enfermedades cardiacas y vasculares

Entre los principales compuestos: sulfuros de alilo y thiosulfinatos, flavonoides, carotenoides, sativosides.

Indicaciones:
- Conocido por reducir la tensión arterial (solo con dosis altas: 600 mg/día) y proteger de la aterosclerosis.
- Tradicionalmente utilizado en las infecciones parasitarias internas (oxiuros...)

Contraindicaciones: En caso de tratamiento anticoagulante, se requiere un ajuste de la dosis de la medicina.

Perspectivas científicas:
- Potencial antitumoral.

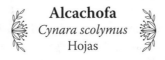

Alcachofa
Cynara scolymus
Hojas

Son las hojas, el largo del tallo, que tienen virtudes medicinales y no las «hojas» de la yema carnosa que se comen y que son, en el plano botánico, brácteas. En cuanto al corazón de la alcachofa, la presencia de fibras dietéticas, tales como la inulina, mejoran el equilibrio de la flora digestiva (del colon), lo que contribuye a reforzar las funciones inmunitarias.

Entre los principales compuestos: cinarosido, scolimosido, cinarina.

Indicaciones:
- Mejora la digestión mediante la optimización de la producción de bilis.
- Protege las células hepáticas.

Perspectivas científicas:
- Reducción del colesterol y de los triglicéridos en la sangre.

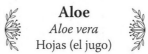

Aloe
Aloe vera
Hojas (el jugo)

Entre los principales compuestos: aloína, barbaloína, polifenol (ligninas).
Indicaciones para el uso externo (el uso por vía interna debe ser muy precavido, ya que es un laxante potente):
• Cicatrizante, sobre todo en casos de acné, de herpes y de quemaduras leves.
• También utilizado para enfermedades de la piel tales como la psoriasis crónica, el eccema.
Perspectivas científicas:
• Potencial inmunomodulador, antitumoral y antidiabético.
• Podría ayudar a curar las úlceras gástricas y los trastornos inflamatorios del intestino (estudios deben continuar).

Alquemila
Alchemilla vulgaris
Partes aéreas florecidas

Una planta legendaria, ya que se retenía las gotas de rocío de la mañana en las hojas para que las mujeres se volviesen más hermosas

Entre los principales compuestos: galotaninos, flavonoides.
Indicaciones:
• Utilizado clásicamente en caso de dolor premenstrual y reglas demasiado abundantes.
• Gastroenteritis leve.
• En las «colitis» (síndrome del intestino irritable), especialmente aquellas asociadas a diarreas leves (efecto astringente).
Perspectivas científicas: Parece mejorar el funcionamiento de la glándula tiroidea.

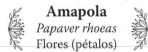

Amapola
Papaver rhoeas
Flores (pétalos)

Ha sido considerado por algunos como un sustituto del opio... ¡que no lo es, aunque se trate de la adormidera!

Entre los principales compuestos: antocianinas, readina.

Indicaciones:
- Utilizado como un sedante.
- Alivia la tos.

Perspectivas científicas: poder antibacteriano contra el estafilococo dorado, *Escherichia coli*, y las levaduras patógenas (particularmente *Candida albicans*) (prosiguen los estudios).

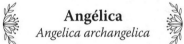

Angélica
Angelica archangelica

Una vez utilizada contra las enfermedades infecciosas (¡incluso en contra de la peste!), desde entonces, hemos podido destacar la presencia de decursin, con propiedades antibacterianas

Entre los compuestos principales: furanocoumarinas (bergapten...), monoterpenos (canfeno...), decursin, sesquiterpenos.

Indicaciones: Mejora los trastornos digestivos, especialmente aquellos con espasmos dolorosos (antiespasmódicos).

Contra-indicaciones: exponerse al sol tras la toma puede causar una fotosensibilidad de la piel.

Perspectivas científicas:
- Podría limitar la degeneración de las neuronas (memoria, Alzheimer...).
- Protección del hígado contra la toxicidad química y que puede estar relacionada con el consumo excesivo de alcohol.

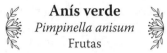

Anís verde
Pimpinella anisum
Frutas

Planta utilizada como condimento

Entre los principales compuestos: apigenina, ácidos fenólicos, c-anetol.
Indicaciones:
- Facilita la digestión, especialmente en casos de hinchazones abdominales, de eructación.
- Conocido por promover la producción de la leche materna, la lactancia.
- Favorece la expectoración de las secreciones bronquiales en caso de tos grasa.

Perspectivas científicas: propiedades anticonvulsivantes (crisis epiléptica) (prosiguen los estudios).

Aquilea milenrama
Achillea millefolium
Sumidades florecidas

Fue denominada «la hierba de los soldados» por su acción hemostática y cicatrizante en el uso externo

Entre los principales compuestos: flavonoides, aquileína, cineol.
Indicaciones:
- Útil en los trastornos digestivos, protege el estómago, facilita las digestiones lentas.
- Alivia los dolores pélvicos, especialmente durante la menstruación y como parte del síndrome premenstrual.

Perspectivas científicas:
- Actividad anticancerígena: mama, cuello uterino, piel (melanoma), estudio hecho sobre células humanas en cultivo.
- Parece mejorar el eccema y la psoriasis.

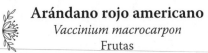

Arándano rojo americano
Vaccinium macrocarpon
Frutas

Planta nativa de América del Norte que ha tenido éxito mundialmente

Entre los principales compuestos: proantocianidinas, antocianinas, ácidos fenólicos.

Indicaciones: En caso de infección urinaria recurrente (solo actúa en bacterias *E. coli* pág. 61).

Perspectivas científicas:
- Protegería el estómago de infecciones por *Helicobacter pylori*.
- Potencial anticáncer (prosiguen los estudios).

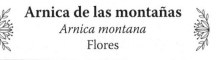

Arnica de las montañas
Arnica montana
Flores

Planta cada vez más escasa cuyo uso puede ser sustituido por los ungüentos a base de caléndula (Calendula officinalis).

Entre los principales compuestos: flavonoides (patuletina), lactonas sesquiterpénicas (helenalina), carotenoides.

Indicaciones para el uso externo (tóxicos por vía oral, excepto en preparación homeopática): En caso de hematomas, golpes, esguinces, edemas (no utilizar en heridas // llagas abiertas).

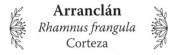

Arranclán
Rhamnus frangula
Corteza

Entre los principales compuestos: heterosidos, cascarósidos flavonoides, frangulanina.

Indicaciones: Laxante potente. El tratamiento debe ser de duración muy corta.

Asperilla olorosa
Galium odoratum
Partes aéreas

Repelente contra los insectos domésticos, en especial las polillas, ponerlo en armarios y roperos (olor discretamente avainillado)

Entre los principales compuestos: cumarina, asperuloside, gálico
Indicaciones:
• Alivia en caso de espasmos intestinales dolorosos.
• Utilizado en caso de estrés, de ansiedad y de trastornos menores del sueño.

Contraindicaciones: No debe ser consumido durante largos periodos en dosis altas (bajo la forma de cápsulas vegetales), ya que puede, en ciertas personas, causar dolores de cabeza.

Perspectivas científicas: Se podría utilizar pronto contra ciertos microorganismos, en especial el *Candida albicans* en las micosis recurrentes.

B

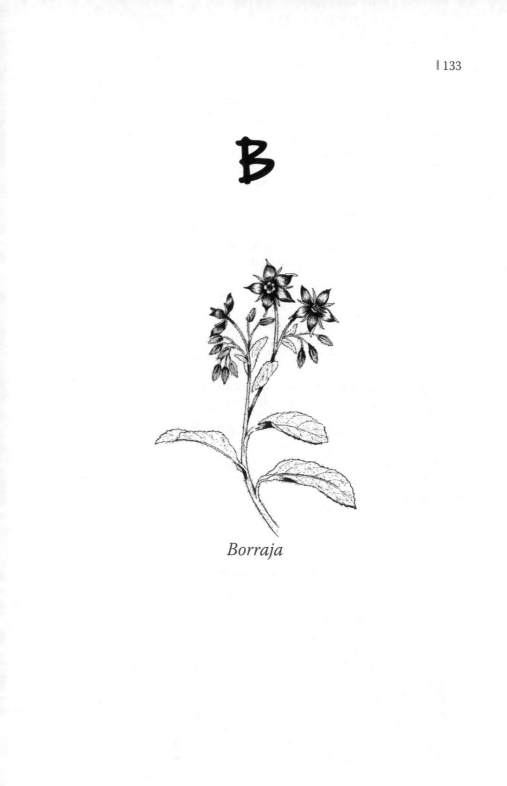

Borraja

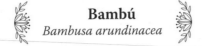

Bambú
Bambusa arundinacea

Exudado de la jumtura de los tallos

Entre los principales compuestos: sílice orgánico, glutelina.

Indicaciones: remineralizante de los cartílagos de las articulaciones y de los huesos en caso de cuando desgaste.

Contraindicaciones: En caso de hipotiroidismo.

Perspectivas científicas: El bambú presenta un interés en las inflamaciones crónicas de las articulaciones, especialmente en casos de poliartritis reumatoide.

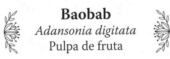

Baobab
Adansonia digitata
Pulpa de fruta

El fruto de este árbol de África con virtudes insospechadas está siendo comercializado desde hace poco bajo la forma de una bebida

Entre los principales compuestos: vitaminas B_1, B_2, B_3, B_6, E, minerales, flavonoides, triterpenos, saponinas.

Indicaciones: Fortificante.

Perspectivas científicas: Parece mejorar la inmunidad, tiene virtudes antiinflamatorio y analgésicas.

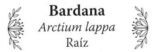

Bardana
Arctium lappa
Raíz

El procedimiento «Velcro» se inspiró en los pequeños ganchos de la planta que se adherían muy bien al pelaje de los animales

Entre los principales compuestos: lignanos, compuestos acetilénicos, ácidos fenólicos arctiopicrina (hoja).

Indicaciones:
- «Depurativo» y «detoxificante» de las pieles grasas, especialmente en casos de acné, pero también en casos de eccema.
- Promover la cicatrización de la piel y también la regeneración del cabello.

Perspectivas científicas: Protección del hígado contra agentes tóxicos como los policlorobifenilos o el alcohol.

Boldo

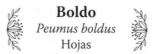

Peumus boldus
Hojas

Entre los principales compuestos: boldina, isocoridina.
Indicaciones: Protege el hígado y estimula la producción de bilis.
Contraindicaciones: No tomar en periodos demasiado largos, sino por curas de 1 mes.
Perspectivas científicas: Protege el hígado durante la quimioterapia (en especial el Cisplatino®).

Bolsa del pastor

Capsella Bursa-Pastoris
Partes aéreas

Desde el siglo xi los médicos de Montpellier han aconsejado a los jardineros de dejar de considerarla como una mala hierba, sino como planta medicinal

Entre los principales compuestos: flavonoides, ácido vaníllico, fumárico, taninos.
Indicaciones:
- En caso de reglas dolorosas y pesadas; también en caso de sangrado entre periodos (metorragia, tratamiento sintomático).
- Limita los sangrados (hemostatico), en particular reduciendo la permeabilidad capilar.

Perspectiva científica: Potencial anticáncer.

Borraja

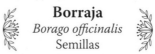

Borago officinalis
Semillas

¡Sus hermosas flores azules adornan sabiamente las ensaladas de verano!

Entre los principales compuestos: alcaloides de pirrolizidina, flavonoides, ácidos grasos insaturados.
Indicaciones para uso externo: Reafirma la piel y la lucha contra el envejecimiento hidratándola.
Contraindicaciones: El uso por vía oral debe ser cuidadoso, ya que contiene alcaloides tóxicos para el hígado (en función de las dosis absorbidas).

Brezo común
Calluna vulgaris
Cumbres florecidas, flores

*Antaño se utilizaba su dura madera para la fabricación de tuberías y servía
como soporte para la cría de gusanos de seda en las sericiculturas*

Entre los principales compuestos: ácido ursólico, procianidinas, arbutosido.
Indicaciones:
- Antiséptico y antiinflamatorio en las infecciones urinarias, las cistitis.
- Utilizado igualmente en cálculos renales (litiasis).

Perspectivas científicas: Potencial anticáncer, podría inhibir la proliferación de las células cancerosas, en el caso de la leucemia, en particular (prosiguen los estudios).

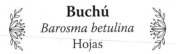

Buchú
Barosma betulina
Hojas

Una planta de África del sur, rara y cara

Entre los principales compuestos: limoneno, flavonoides, rutósido, diosmina, quercetina, hesperidina.

Indicaciones: Utilizado como antiséptico y antiinflamatorio en caso de infección de las vías urinarias, de cistitis, y también en los casos de prostatitis.

Perspectivas científicas:
- Interés potencial en caso de resistencia a los antibióticos contra algunos gérmenes como estafilococo dorado (bajo supervisión médica).
- Protege el hígado de los tóxicos, en especial los de origen medicamentoso.

C

Cilantro

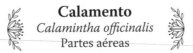

Calamento
Calamintha officinalis
Partes aéreas

Apreciado desde la Antigüedad y la Edad Media, como estimulación intelectual

Entre los principales compuestos: flavonoides, monoterpenos.
Indicaciones: Estimulante y tonificante general.
Contraindicaciones: Los aceites esenciales de calamento deben manejarse con precaución (como los de la menta).
Perspectivas científicas: Potencial analgésico y antiinflamatorio abriendo perspectivas interesantes.

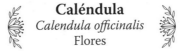

Caléndula
Calendula officinalis
Flores

Reemplaza ventajosamente el árnica, ya que puede cultivarse fácilmente

Entre los principales compuestos: flavonoides, saponinas triterpenos, carotenoides.
Indicaciones:
• Alivia quemaduras solares, quemaduras leves, picaduras de insectos, diversas irritaciones de la piel.
• Favorece la cicatrización en caso de grietas.
• Ayuda en el tratamiento sintomático natural de esguinces y tendinitis.

Camomila romana
Chamaemelum nobile
Flores

Hay muchos tipos de manzanilla: manzanilla romana, matricaria o alemana; que tienen más o menos las mismas propiedades, pero la matricaria alivia además los dolores de cabeza

Entre los principales compuestos : flavonoides, ácidos, derivados poliacetilénicos, triterpenos.
Indicaciones para uso interno:
• Utilizados en problemas digestivos (hinchazones, flatulencias) por su acción antiespasmódica.
• Calmante.

Indicaciones para el uso externo: El aceite obtenido después de la maceración de las flores alivia los dolores inflamatorios de las articulaciones.

Perspectivas científicas: Descubrimiento reciente de su potencial antidiabético (pero no reemplaza los medicamentos convencionales necesarios).

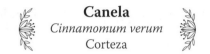

Canela
Cinnamomum verum
Corteza

Excelente sustituto del azúcar en muchas situaciones

Entre los principales compuestos: protantocianidinas, cinazeylanol, β-sitosterol, cinamaldehído, ácido cinámico, acetato de cinamilo.

Indicaciones:
• Mejora la digestión y ayuda a proteger el estómago (especialmente contra *Helicobacter pylori*).
• Efecto tónico, antifatiga.

Perspectivas científicas: disminuir los niveles de la glucosa y los lípidos, triglicéridos y colesterol «malo» (LDL).

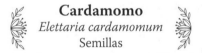

Cardamomo
Elettaria cardamomum
Semillas

Especia ampliamente utilizada desde la Antigüedad

Entre los principales compuestos: sabineno, linalol, citral.

Indicaciones:
• Mejora la digestión por su acción antiespasmódica.
• Efecto protector de la mucosa del estómago (gastritis, reflujo gastroesofágico).

Perspectivas científicas: Potencial anticáncer para el colon, el estómago y la mama (prosiguen los estudios).

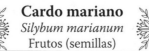

Cardo mariano
Silybum marianum
Frutos (semillas)

Una planta rara utilizada antaño como antídoto contra las setas venenosas, como la Amanita phalloides

Entre los principales compuestos: la silimarina, derivados fenólicos y polia-cetilenicos, tocoferol.

Indicaciones:
- Utilizado por sus propiedades protectoras del hígado en la hepatitis, cirrosis, especialmente las alcohólicas, y todas las situaciones de destrucción de las células del hígado por diversos tóxicos.
- Mejora la digestión y favorece la secreción de bilis.

Perspectivas científicas:
- Anticáncer potencial (próstata).
- Estimulación del crecimiento de las células nerviosas (en estudio).

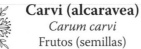

Carvi (alcaravea)
Carum carvi
Frutos (semillas)

Entre los principales compuestos: flavonoides, ácidos fenólicos, limoneno.

Indicaciones:
- Estimula las secreciones digestivas, especialmente la bilis.
- Conocida por favorizar la lactancia

Perspectiva científica: Protege el hígado, especialmente contra diversos agentes químicos tóxicos.

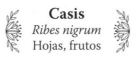

Casis
Ribes nigrum
Hojas, frutos

El sirope de fruta que se añade al vino blanco, fue inventado por el canónigo Kir en Dijon

Entre los principales compuestos: polifenoles, ácidos fenólicos, antocianninas.

Indicaciones:
- Utilizado en caso de dolores articulares por su acción antiinflamatoria y analgésica (hojas).

- Mejora la circulación (frutos frescos y secos)

Perspectiva científica: Reduciría la presión arterial demasiado alta.

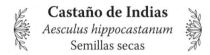

Castaño de Indias
Aesculus hippocastanum
Semillas secas

Árbol originario de Turquía y de sus entorno

Entre los principales compuestos: saponina (aescinas), flavonoides (quercetina, kaempferol).

Indicaciones: Utilizado en el caso de fragilidad capilar y de insuficiencia venosa (piernas pesadas, varices, hemorroides).

Contraindicaciones: Precaución al utilizarlo en caso de tratamiento con anticoagulante.

Perspectivas científicas:
- Antiinflamatorio.
- Adyuvante de tratamiento antiobesidad.

Celidonia
Chelidonium majus
Partes aéreas florecidas

Entre los principales compuestos: quelidonina, ácido quelidónico, ácido cítrico, flavonoides, quelidocistatina.

Indicaciones para el uso externo (tóxico para el hígado en uso interno): jugo amarillo para aplicar (planta fresca) contra las verrugas.

Cilantro
Coriandrum sativum
Frutos (semillas)

Excelente condimento que tiene el mérito de reducir la ingesta de sal

Entre los principales compuestos: ácidos fenólicos y hidroxicumarinas e isocumarinas, triterpenos.

Indicaciones:

- Útil en los trastornos digestivos con hinchazones, flatulencias, aerofagia.
- Protege el estómago y el hígado.

Perspectivas científicas:

- Ayuda a reducir los niveles de azúcar en la sangre.
- Parece que puede ser considerado como un quelante del plomo.

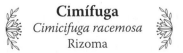

Cimífuga
Cimicifuga racemosa
Rizoma

Una planta que proviene de América del Norte, adoptada totalmente por nuestra farmacopea

Entre los principales compuestos: acteína, cimicifugosida, cimicifugina, formononetina. **Indicaciones:**

- En algunos trastornos asociados con la menopausia (acción similar al estrógeno).
- Sedante suave.

Contraindicaciones: Precaución en caso de antecedentes de cáncer de mama. No obstante, algunos estudios muestran al contrario una reducción en la proliferación de las células cancerosas (pendiente de nuevos estudios).

Perspectivas científicas: Protección ósea.

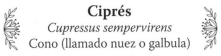

Ciprés
Cupressus sempervirens
Cono (llamado nuez o galbula)

Se utilizó al principio en la enuresis de los niños... sin mucho éxito

Entre los principales compuestos: cedrol, proanthocyanidiol, cupressuflavona, cosmosiina, ácidos fenólicos.

Indicaciones:

- Utilizado en los casos de insuficiencia venosa con piernas pesadas, varices.
- Lucha contra las hemorroides.

Contraindicaciones: Precaución en el uso del aceite esencial de ciprés en caso de cáncer de mama dependiente de hormonas o de mastitis y crisis epilépticas (riesgo de dosis alta por vía oral).

Perspectivas científicas: Investigación sobre las propiedades antivíricas, particularmente en caso de herpes.

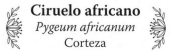 Ciruelo africano
Pygeum africanum
Corteza

Disponible como especialidades preparadas (Tadenan®)

Entre los principales componentes: triterpenos y también ácidos fenólicos derivados.

Indicaciones:
- Tradicionalmente utilizado en hiperplasia benigna de la próstata.
- En caso de la prostatitis.

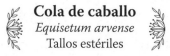 Cola de caballo
Equisetum arvense
Tallos estériles

Planta que ya existía en la época de los dinosaurios y medía 30 metros de altura

---

Entre los compuestos principales: sílice, potasio, flavonoides, ácidos fenólicos.

Indicaciones para uso interno:
- Utilizado como remineralizante en la osteoporosis, contra el cabello y las uñas quebradizos o para fortalecer las paredes venosas.
- Tonificante de los tejidos es especial en caso de celulitis.

Indicaciones para el uso externo: Cicatrizante.

Contraindicaciones: No utilizar en caso de insuficiencia cardiaca e insuficiencia renal.

Comino
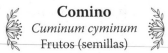
Cuminum cyminum
Frutos (semillas)

Entre los principales compuestos: ácidos fenólicos, ácido petroselínico, aldehído cumínico.

Indicaciones para uso interno:

- Utilizados en los trastornos digestivos por su acción antiespasmódica.
- Parece ayudar en caso de trastornos menstruales dolorosos en las mujeres y periodos premenstruales.
- Mejora la memoria.
- Protege el hígado contra los efectos deletéreos de alcohol y agentes químicos tóxicos.
- Favorece la lactancia.

Indicaciones para el uso externo: Analgésico para las articulaciones en general.

Perspectivas científicas:

- Capacidad para disminuir el azúcar en la sangre (glucosa) y anticolesterol potencial.
- Limitaría la pérdida ósea (osteoporosis).

Crisantelo (manzanilla americana)

Chrysanthellum americanum
Partes aéreas

Una planta originaria de América del Sur, cuyo interés está creciendo

Entre los principales componentes: isoflavonas, chalconas, auronas, chrysanmelline.

Indicaciones para uso interno:

- Considerado como protector del hígado, especialmente en caso de agresión por agentes tóxicos (alcohol o productos químicos).
- Participa en la reducción del colesterol en la sangre.
- Ayuda a prevenir la formación del cálculo urinario.

Indicaciones para el uso externo:

- Lucha contra el envejecimiento de la piel. Está presente en diversos productos cosméticos.

Perspectivas científicas: Protección cardiovascular (pendiente de ampliar información).

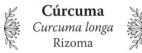

Cúrcuma
Curcuma longa
Rizoma

Una planta casi «milagrosa», sobre todo por sus propiedades antienvejecimiento

Los principales compuestos: turmérine, curcuminas.

Indicaciones:

• Utilizado en trastornos digestivos de origen hepático y defectos de la secreción de bilis, protegiendo el estómago.

• Participa en la reducción de los síntomas de la poliartritis reumatoide y diversas enfermedades reumáticas.

• Proporciona protección del corazón y de los vasos actuando en particular sobre el colesterol en la sangre y las tasas de glucosa en la sangre.

• Protege las neuronas contra el envejecimiento.

Perspectivas científicas:

• Potencial anticáncer (búsqueda de esta evaluación).

• Parece útil en la enfermedad de Crohn y la colitis ulcerosa.

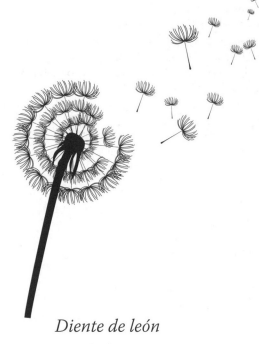

Diente de león

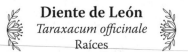

Diente de León
Taraxacum officinale
Raíces

Utilizado desde la Edad Media, sobre todo para tratar las «ictericias»

Los principales compuestos: los polifenoles, taraxasteroles, cicloartenol, inulina, colina.

Indicaciones:

• Utilizado por su acción «depurativa».

• Ayuda en caso de las digestiones laboriosas en particular mediante el aumento de la secreción de bilis.

• Ayuda a prevenir los cálculos renales de origen úrico.

Perspectivas científicas:

• Potencial anticáncer para el hígado, la mama (estudios en curso).

• Protección de los riñones.

E

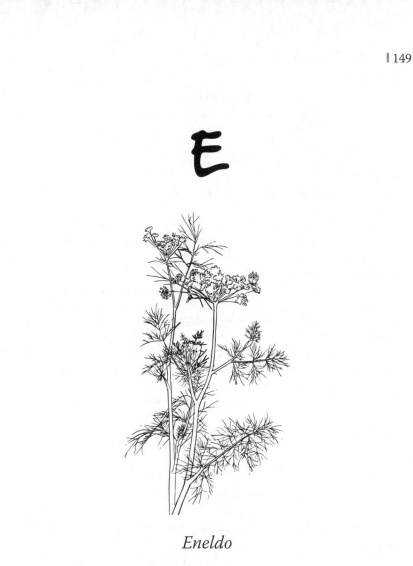

Eneldo

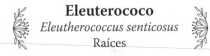

Eleuterococo
Eleutherococcus senticosus
Raíces

Es apodado Ginseng siberiano

Entre los principales compuestos: cumarinas, eleuterósidos.

Indicaciones:

• Planta adaptógena que contribuye a mejorar el rendimiento físico y mental.
• Especialmente útil en caso de convalecencia (respetando sus contraindicaciones).

Contraindicaciones:

• En caso de hipertensión arterial y trastornos del ritmo cardiaco.
• En el caso de la mujer, en el estado actual de nuestros conocimientos, no utilizar si existen antecedentes de enfermedades mamarias (mastitis, cáncer), por la interacción con diversos anticonceptivos.

Perspectivas científicas: Estimula el sistema inmunitario y aumenta la secreción de endorfinas, las hormonas del bienestar (estudios a proseguir).

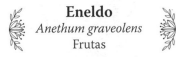

Eneldo
Anethum graveolens
Frutas

Planta condimentaria por excelencia, muy útil

Entre los principales compuestos: flavonoides, ácidos fenólicos, taninos.

Indicaciones:

• Mejora la digestión favoreciendo la producción de la bilis (colerético).
• Considerado también como protector de la mucosa del estómago.
• Favorece la lactancia.

Perspectivas científicas: Parece reducir las tasas de colesterol en sangre y el exceso de triglicéridos.

Epilobio

 Epilobium angustifolium
Partes aéreas

Honrado por la herborista austríaca Maria Treben

Entre los compuestos principales: epilobamide A, miricetina, quercetina, clorogénico.

Indicaciones:

• Utilizado en caso de hiperplasia benigna de próstata, mejora la micción y tiene una acción antiinflamatoria.

• Antibacteriano potencial en algunas cepas.

Perspectivas científicas: Potencial anticáncer de próstata y cerebro.

Equinácea

Echinacea angustifolia
Raíces, partes aéreas

Planta originaria de América del Norte, donde era ampliamente utilizada en la medicina tradicional

Entre los principales compuestos: isobutilamidas, cetoalcynes.

Indicaciones: Para prevención durante los episodios de enfermedades de invierno (rinitis, sinusitis, bronquitis benigna).

Contraindicaciones:

• Utilizar en curas discontinuas (20 días por mes) durante unos tres meses.

• No utilizar en caso de colagenosis, esclerosis múltiple, sida y enfermedades autoimmunes.

Perspectivas científicas: Se sigue investigando sobre su acción sobre el sistema immunitario.

Erígero de Canadá
Erigeron canadensis
Partes aéreas florecidas

Originaria de América del Norte, esta planta muy común en Europa no se introdujo hasta el siglo XVII y fue considerada durante mucho tiempo como una «mala hierba» en los jardines, su valor medicinal visto equivocadamente

Entre los principales compuestos: limoneno, espathulenol, vitexina, citral, cineol, flavonoides (eupafoline, hispiduline).

Indicaciones:

• Útil en enfermedades reumáticas inflamatorias.
• Particularmente recomendada para la gota, favorece la eliminación de ácido úrico.
• Facilita la digestión.

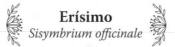

Erísimo
Sisymbrium officinale

También conocida como la hierba de los cantantes (hierba de los chantres) por su acción en las cuerdas vocales

Entre los principales compuestos: glucosinolatos, esencia alilica.

Indicaciones:

• En diversas enfermedades de las vías respiratorias superiores, especialmente las ronqueras, pérdidas de voz, dolores de garganta, cualesquiera que sean sus orígenes (planta presente en algunas pastillas).
• Facilita la expectoración en casos de tos productiva (tratamiento sintomático).

Perspectivas científicas:

• Potencial anticáncer.
• Protege el organismo de diversos compuestos químicos tóxicos del cuerpo (los estudios prosiguen).

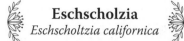

Eschscholzia
Eschscholtzia californica

Se trata de una adormidera, la de «California», que crece muy bien en nuestros jardines

Entre los principales compuestos: eschscholtzina, protopina, flavanoides.

Indicaciones: Acción sedante que facilita el adormecimiento.

Perspectivas científicas: Se recomienda en caso del sindrome de *burn-out*, en asociación con otras plantas (espino, melisa...) para encontrar un buen equilibrio.

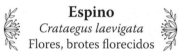

Espino
Crataegus laevigata
Flores, brotes florecidos

Planta «amuleto» y protectora, utilizada en las ceremonias de boda y para adornar las cunas de los recién nacidos

Entre los principales compuestos: antocianinas, taninos, ácidos fenólicos, triterpenos.

Indicaciones para uso interno:

• Útil en casos de ansiedad y dificultades de adormecimiento.
• En caso de palpitaciones (trastornos menores del ritmo cardiaco).
• Adyuvante en caso de insuficiencia cardiaca (efecto cardiotónico).
• Recomendado en caso de hipertensión arterial (adyuvante).

Perspectivas científicas:

• Su uso como sustituto de las benzodiazepinas se fortalece.
• Antitumoral potencial de ciertas especies de espino (*Crataegus pinnatifida*).

Eucalipto
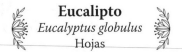
Eucalyptus globulus
Hojas

Existen varios tipos de eucalipto: limonero, radiata, oficinal o globulus, lo cual es importante en la elección de los aceites esenciales

Entre los principales compuestos: flavonoides, eucaliptol, globulol.

Indicaciones:

• Enfermedades de las vías respiratorias (bronquitis, faringitis) por su acción descongestionante y antiséptica.
• Participa a fluidificar las secreciones bronquiales.

Contraindicaciones: Abstente de usarlo en forma de aceite esencial si tienes asma.

Perspectivas científicas: Parece ayudar a reducir el nivel de azúcar en la sangre (hipoglucemiante).

F

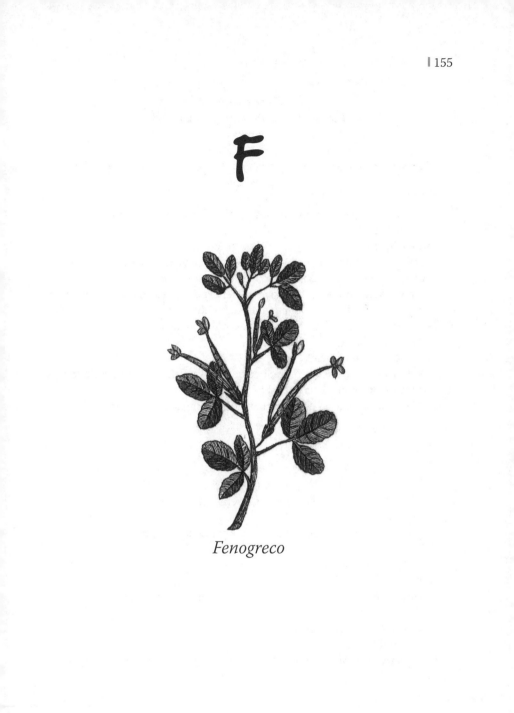

Fenogreco

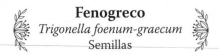

Fenogreco
Trigonella foenum-graecum
Semillas

Recomendada desde la Antigüedad por Catón el Viejo para engordar...
¡el ganado!

Entre los principales compuestos: saponinas, trigonelina, foenugraecina, flavonoides, rotenoides.

Indicaciones:
• Utilizados tradicionalmente en la convalecencia de enfermedades.
• Útil para fortalecer los músculos de las personas desnutridas.

Contraindicaciones: Debido a la presencia de fitoestrógenos, la planta se vende en algunas webs de Internet como elemento para hacer crecer los pechos. El resultado es mediocre, y una ingesta excesiva puede causar un mayor riesgo de cáncer de mama.

Perspectivas científicas:
• Antidiabetes potencial con reducción de los niveles sanguíneos de triglicéridos y colesterol (el colesterol LDL «malo»).
• Potencial anticáncer, especialmente de colon (estudios en proceso).

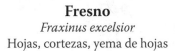

Fresno
Fraxinus excelsior
Hojas, cortezas, yema de hojas

Antaño llamado la «quinquina de Europa»

Entre los principales compuestos: venzoquinones, cumarinas, flavonoides.

Indicaciones:
• Antiinflamatorio y analgésico: alivia los dolores articulares (artrosis, reumatismo, gota).
• Mejora el tránsito intestinal.
• Acción diurética.

Perspectivas científicas: Investigaciones en curso como adyuvante antidiabético.

Fumaria

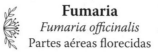

Fumaria officinalis
Partes aéreas florecidas

¡Su acción depurativa podría ayudar a ser centenario!

Entre los principales compuestos: furmarina, fumaricina, flavonoides, ácido fumárico, protopina.

Indicaciones:

• Mejora la digestión estimulando la secreción de bilis.

• Participa en la regulación de las contracciones intestinales.

Contraindicaciones: No se recomienda en dosis altas (jugo de fumaria), no se reportaron problemas para el consumo regular de tisanas.

Perspectivas científicas:

• Protege la mucosa del estómago reduciendo el riesgo de gastritis y de úlcera.

• Actúa contra las levaduras, incluyendo *Candida albicans*, y algunas bacterias (*Klebsiella pneumoniae*) contra la psoriasis.

G

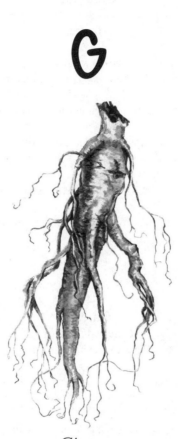

Ginseng

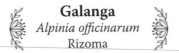

Galanga
Alpinia officinarum
Rizoma

Una planta considerada «prima» del jengibre. Existen dos tipos de galanga, la «pequeña» y la «grande», con propiedades similares

Entre los principales compuestos: gingeroles, galangol, flavonoides, mirceno.
Indicaciones:
- Utilizada en los trastornos funcionales digestivos.
- Recomendada en caso de pérdida de apetito en situaciones de desnutrición, especialmente entre los ancianos.
- Virtudes antiinflamatorias y analgésicas, en especial en los casos de dolores articulares.

Perspectivas científicas: Anticáncer potencial (incluyendo el melanoma).
- Estimula el sistema inmunológico.

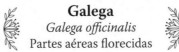

Galega
Galega officinalis
Partes aéreas florecidas

Son las semillas las que contienen los principios más activos, pero pueden ser tóxicos en dosis altas

Entre los principales compuestos: galegina, flavonoides, taninos, presencia de cromo.
Indicaciones para el uso interno
- Utilizada para mejorar la digestión, sobre todo en los casos de afectar al páncreas.
- Conocido por estimular la lactancia (galactogogo).

Indicaciones para el uso externo: Reafirma la piel; está presente en diversos productos cosméticos.

Perspectivas científicas: Acción hipoglucemiante (antidiabetes).

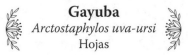

Gayuba
Arctostaphylos uva-ursi
Hojas

Portadoras de pequeñas bayas con las que se hacías mermeladas, ha sido utilizada contra los trastornos urinarios

Entre los principales compuestos: arbutosido, hidroquinona, ácido gálico, hiperósido.

Indicaciones:
- Acción antiséptica de las vías urinarias gracias a las hidroquinonas en la cistitis que se repiten.
- Interés también en caso de infecciones intestinales (algunos colibacilos...).

Contraindicaciones: Nada de tratamientos de más de 7 días seguidos sin reevaluación médica.

Perspectivas científicas: La investigación confirma los efectos antibacterianos: la planta podría aumentar la eficacia de algunos antibióticos.

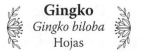

Gingko
Gingko biloba
Hojas

Su efecto terapéutico puede ser retrasado, tomar a largo plazo

Entre los principales compuestos: ginkgolides, flavonoides, polifenoles.

Indicaciones:
- Dilatador de los vasos sanguíneos: mejora la circulación.
- Conocido como adyuvante en caso de vértigos, acúfenos, para mejorar las funciones cognitivas, el síndrome de Raynaud.

Contraindicaciones: Aumento del riesgo de sangrado en caso de tratamiento con anticoagulantes (antivitamina K y aspirina).

Perspectivas científicas: Se tienen grandes esperanzas de esta planta, a pesar de sus propiedades moderadas.

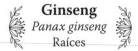

Ginseng
Panax ginseng
Raíces

Solo las raíces de seis años de edad se concentran activos suficientemente poderoso

Entre los compuestos principales: ginsenósidos, derivados polyacetylenic.

Indicaciones:

- Planta adaptógena que ayuda a luchar contra la fatiga (astenia) y el estrés.
- Se considera que mejora la memoria y la actividad intelectual (en su uso tradicional).

Contraindicaciones: Aumento del riesgo de hipoglucemia en caso de tratamiento con antidiabéticos orales.

Perspectivas científicas:

- Potencial anticáncer (estudios prosiguen).
- Estimula el sistema inmunitario.

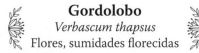

Gordolobo
Verbascum thapsus
Flores, sumidades florecidas

Una planta que ha acompañado a la historia de la medicina: Hipócrates ya la recomendaba en el caso de llagas y en enfermedades de los pulmones

Entre los principales compuestos: flavonoides, ácidos fenólicos, iridoides, mucílago.

Indicaciones para uso interno: Reduce la inflamación de las vías respiratorias, antiséptico (filtrar siempre bien la tisana por la presencia de pequeños pelos aveces irritantes).

Indicaciones para el uso externo: cicatrizante, en especial de úlceras de pierna (pero poco utilizado hoy en día).

Perspectivas científicas:

- Potencial anticáncer.
- Acción antivírica: gripe (virus *Influenza* A y B) y contra el herpes, según algunos estudios.

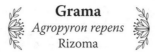

Grama
Agropyron repens
Rizoma

Formaba parte del jugo de hierbas recomienda una vez al final del invierno para reponer fuerzas

Entre los compuestos principales: flavonoides, quercetina, luteolina, lucosides fenólicos.

Indicaciones:
– Utilizada en las situaciones inflamatorias de la vejiga (cistitis), de la uretra (uretritis), y de la próstata (prostatitis).
– Podría prevenir el desarrollo de cálculos renales.
Perspectivas científicas: antiinflamatorio general potencial.

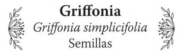

Griffonia
Griffonia simplicifolia
Semillas

Una planta originaria de África occidental, donde es muy popular

Entre los compuestos principales: hidroxitriptófano, lectina.

Indicaciones:
• Planta utilizada en depresiones estacionales y los trastornos del sueño.
• Podría ser útil en algunos casos de sobrepeso y de obesidad mejorando la saciedad y disminuyendo los antojos de dulces.

Perspectivas científicas:
• Interés en las fibromialgias.
• La presencia de 5 HTP (hidroxitriptófano) es un precursor de la serotonina, que mejora el estado de ánimo, el sueño y la lucha contra la depresión.

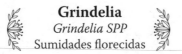

Grindelia
Grindelia SPP
Sumidades florecidas

Una planta originaria de América del Norte, que comenzó a interesar
a los curanderos a finales del siglo xix

Entre los principales compuestos: diterpenos, flavonoides, ácidos fenolcarbonicos.

Indicaciones: Planta utilizada en casos de enfermedades de las vías respiratorias, como bronquitis, pero también contra el asma, y por su acción antiespasmódica.

Perspectivas científicas: Analgésico y acción antiinflamatoria.

H

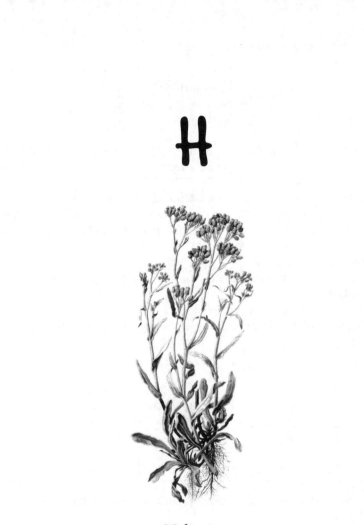

Helicriso

Hamamalis

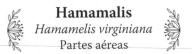

Hamamelis virginiana
Partes aéreas

Una planta originaria de América del Norte, cuyas ramas, por su flexibilidad, se utilizaron para hacer los arcos de los nativos // indios

Entre los principales compuestos: taninos gálico y catecol, flavonoides.

Indicaciones: se utilizan en caso de piernas cansadas, varices, hemorroides; mejora la circulación venosa y capilar. En uso interno bajo forma de gel, pomada...

Perspectivas científicas:
- Potencial anticáncer para el melanoma y el cáncer de colon (prosiguen los estudios).
- Relevancia para el eccema atópico.
- Virtud antibacterial y antivírica (herpes) esencialmente al nivel de la corteza.

Harpagofito

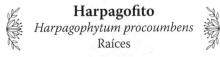

Harpagophytum procoumbens
Raíces

También llamada «garra del diablo» debido a su aspecto

Entre los principales compuestos: iridoides, acteosida, triterpenos.

Indicaciones:
- Utilizado en las afecciones reumáticas por su acción analgésica, antiinflamatoria, y el flexibilizadora de las articulaciones.
- A veces recomendada en otros tipos de dolores, en especial los dolores de cabeza.

Contraindicaciones: No usar en caso de úlcera de estómago o evolución del duodeno.

Perspectivas científicas: Podría facilitar los partos por contracción del músculo uterino (virtudes oxitocina), por lo que no debe usarse durante el embarazo.

Helicriso
Helichrysum arenarium
Sumidades florecidas

También denominada «inmortal»

Entre los principales compuestos: quercetina, helicrisina A y B, arenol.
Indicaciones para el uso interno:
* Utilizado en los trastornos digestivos.
* Antiespasmódico.
* Mejora las secreciones biliares facilitando la digestión.

Indicaciones para el uso externo:
* Mejora la cicatrización.
* Suaviza la piel (presente en diversos cosméticos).
* Reducción de los hematomas.

Perspectivas científicas:
* Protección antitóxica del hígado.
* Potencial antiinflamatorio y antiséptico.

Hipérico
Hypericum perforatum
Sumidades florecidas

Planta muy común en Europa, con hojas punteadas de negro, lo que explican su nombre

---

Entre los principales compuestos: flavonol, xantonas, hiperforine.

Indicaciones para uso interno: Utilizado en las depresiones leves a moderadas, sobre todo si están acompañadas de trastornos del sueño.

Indicaciones para el uso externo: Antiálgico, especialmente en los casos de dolores articulares.

Contraindicaciones:
* Interactúa con numerosas sustancias medicamentosas: medicamentos utilizados en cardiología (Digoxina®) los inmunosupresores, ciertas quimioterapias, anticoagulantes, anticontraceptores.
* Puede ser fotosensibilizante (aparición de manchas rojas tras la exposición al sol), especialmente si lo usas como un aceite en aplicación tópica.

Hisopo

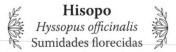

Hyssopus officinalis
Sumidades florecidas

Se ha utilizado contra la lepra, para purgar

Entre los principales compuestos: ácido rosmarínico, oleanólico y ácido ursólico.

Indicaciones:

• Útil contra el asma por su acción antiespasmódica bronquial.

• Tradicionalmente utilizada para otras afecciones de las vías respiratorias, en especial la bronquitis (cura de 15 días).

Contraindicaciones: No usar en forma de aceite esencial (potencialmente convulsivo).

Perspectivas científicas: Tendría la propiedad de hacer que la tensión arterial suba un poco cuando esté baja.

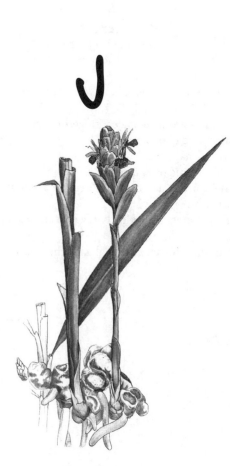

Jengibre

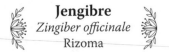

Jengibre
Zingiber officinale
Rizoma

Un tónico general para la medicina tradicional de la India

Entre los compuestos principales: gingeroles, gingerdiona.

Indicaciones para el uso interno:

• Útil contra las náuseas.

• Estimula las secreciones digestivas.

Indicaciones para el uso externo (aceite esencial): Alivia los dolores articulares y musculares.

Contraindicaciones: Cuidado al utilizarlo en caso de tratamiento con anticoagulantes.

Perspectivas científicas: Potencial anticáncer (prosiguen los estudios).

K

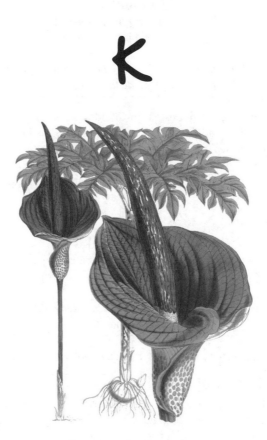

Konjac / Konjaku

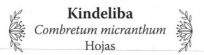

Kindeliba
Combretum micranthum
Hojas

Una planta de África pontificada de nuevo por la herborista Suzanne Robert, pero no siempre es de fácil adquisición

Entre los principales compuestos: flavanoides, ácido gálico, ácido málico.

Indicaciones: Utilizado en los ataques del hígado, las hepatitis, cualquiera que sea su origen (vírica, medicamentosa, tóxica).

Perspectivas científicas: Parece actuar contra el desarrollo del paludismo, pero aún no puede considerarse como una alternativa (prosiguen los estudios).

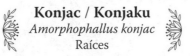

Konjac / Konjaku
Amorphophallus konjac
Raíces

Presente en algunos productos alimenticios (aditivo E 425) como espesante, gelificante

Entre los compuestos principales: mucilago polisacárido.

Indicaciones:

• Utilizado como un laxante suave.

• Moderador del apetito por el efecto «corta-hambre» (tomar antes de las comidas con un gran vaso de agua) por sus mucilagos. Diluir siempre bien, ya que puede favorecer las obstrucciones intestinales en caso de mal uso.

Contraindicaciones: No ingerir la cápsula vegetal, pero abrirla y mezclarla con un vaso de agua u otro líquido.

Kudzu

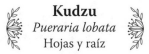

Pueraria lobata

Hojas y raíz

Una liana originaria de Asia, donde se consume como una verdura

Entre los compuestos principales: isoflavona, daidzeína, genisteína, almidón (raíz).

Indicaciones:

- Parece útil en situaciones de abstinencia, en especial la alcohólica, ya que favorece y prolonga el desacostumbrarse, al igual que limita el riesgo de recaída.
- Protege el hígado en situaciones de agresión (alcohol, regresión química).
- Considerado como un similar al estrógeno (fitoestrógeno), puede ser útil en ciertos trastornos de la menopausia.

Perspectivas científicas:

- Mejora los rendimientos cognitivos y la memoria.
- Potencial antiinfeccioso.

L

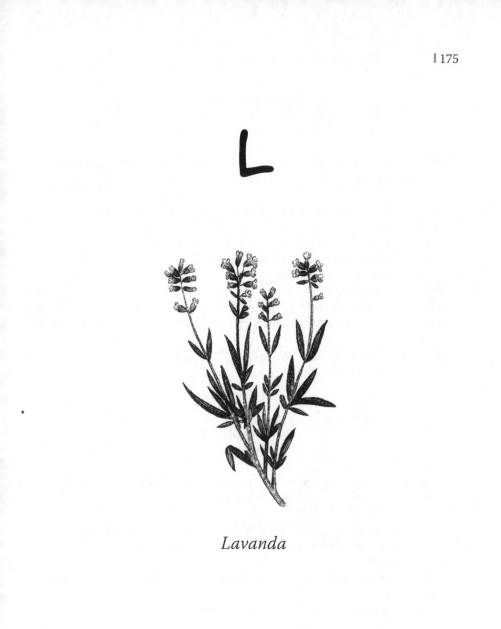

Lavanda

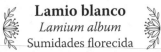

Lamio blanco
Lamium album
Sumidades florecida

Se trata de la ortiga blanca, antaño con múltiples usos, en especial en casos de mordeduras de perros rabiosos... con eficacia no demostrada

Entre los principales compuestos: flavonoides, iridoides, saponinas.

Indicaciones:
- Antiinflamatorio, especialmente en la esfera urinaria.
- Utilizado tradicionalmente en casos de gota.
- Acción discretamente sedante.

Perspectivas científicas:
- Potencial anticáncer (cáncer de pulmón).
- Podría tener una acción antivírica, en particular, contra el virus de la Hepatitis C.
- Podría ser útil en la hipertensión arterial.

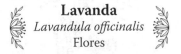

Lavanda
Lavandula officinalis
Flores

Conocida por alejar a los piojos con unas cuantas gotas de aceite esencial detrás de las orejas

Entre los principales compuestos: ácidos fenólicos, linalol, terpineno.

Indicaciones para uso interno: Utilizado en caso de nerviosismo, de ansiedad y de insomnio.

Indicaciones para el uso externo: Antiséptico y cicatrizante (en forma de aceite esencial).

Perspectivas científicas: Propiedades anestésicas locales.

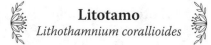

Litotamo
Lithothamnium corallioides

Un alga marina de las costas bretonas

Entre los principales compuestos: carbonato de calcio, carbonato de magnesio muchos oligoelementos.

Indicaciones:

* Rico en elementos minerales, útil en casos de osteoporosis y su prevención.
* Recomendado para las inflamaciones del estómago y del esófago, cualquiera que sea su origen (gastritis, úlcera, esofagitis).

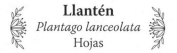

Llantén
Plantago lanceolata
Hojas

Sus semillas son muy preciadas para las aves

Entre los principales compuestos: flavonoides, mucílagos, iridoides.

Indicaciones para uso interno:

* Utilizado en las afecciones respiratorias y en especial cuando existe un componente alérgico.
* Recomendado especialmente con asma como tratamiento adyuvante.
* Laxante suave.

Indicaciones para el uso externo: Disminuye las inflamaciones e irritaciones de la piel, especialmente en caso de picaduras de insectos.

Perspectivas científicas: Antiinfecciosos potenciales (estudios en curso) y antiinflamatorio.

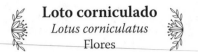

Loto corniculado
Lotus corniculatus
Flores

Una planta muy extendida en el mundo

Entre los principales compuestos: glucósidos cianogénicos, taninos.

Indicaciones:
- Propiedades sedantes y antiespasmódicas.
- Útil en los trastornos moderados de sueño.
- Recomendado en los estados de ansiedad e incluso a veces de depresión moderada.

Perspectivas científicas: Ayuda para los niños «hiperactivos».

M

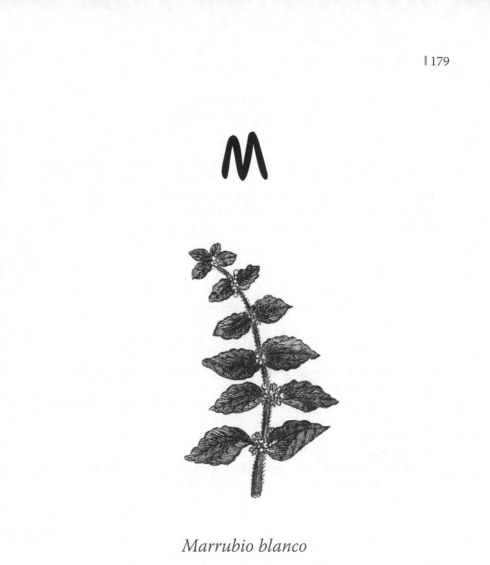

Marrubio blanco

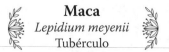

Maca
Lepidium meyenii
Tubérculo

Originaria de los Andes, utilizada desde los albores del tiempo para fortificarse

Entre los principales compuestos: macaenos, macaridine, brasicasterol, catequina.
Indicaciones: Estimulante, considerado un afrodisíaco.
Perspectivas científicas: Potencial anticáncer (prosiguen los estudios).

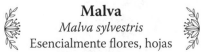

Malva
Malva sylvestris
Esencialmente flores, hojas

Planta utilizada desde la Antigüedad

Entre los compuestos principales: mucílagos, flavonoides antocianinas.
Indicaciones para el uso externo:
- Utilizada como suavizante de las mucosas, especialmente en casos de bronquitis (tos).
- Laxante suave.

Indicaciones para el uso externo: Cicatrizante.
Perspectivas científicas: Acción antiinfecciosa (estafilococo dorado, klebsiella) sin tener que reemplazar los tratamientos convencionales.

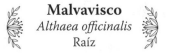

Malvavisco
Althaea officinalis
Raíz

Los palos de malvavisco son siempre populares entre los niños pequeños durante la «dentición»

Entre los principales compuestos: mucopolisacáridos, glucanos, flavonoides, ácidos fenólicos.
Indicaciones:
- Ablandamiento útil en las inflamaciones respiratorias altas (laringitis, traqueítis) y bajas (antitusivos).
- Laxante suave.
- Ablanda las membranas mucosas, especialmente las dentales.

Perspectivas científicas: acción hipoglucemiante (antidiabético).

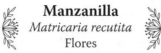

Manzanilla
Matricaria recutita
Flores

Planta presente en casi todos los continentes, con propiedades parecidas a las de la manzanilla romana

Entre los principales compuestos: ácidos fenólicos, cumarina, sesquiterpenos.
Indicaciones para uso interno:
* Analgésico en caso de dolores de cabeza, y especialmente para las mujeres en el marco del síndrome premenstrual.
* Mejora digestión.
* Considerado como una planta calmante, favoreciendo el sueño.
Indicaciones para el uso externo:
* Calma los pruritos por su acción suavizante.
* Presente en cierto número de gotas oculares y productos de higiene oral.
Perspectivas científicas:
* Permitiría disminuir las convulsiones cerebrales (tratamiento adyuvante).
* Potencial antiinflamatorio.

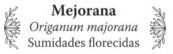

Mejorana
Origanum majorana
Sumidades florecidas

Utilizado para acompañar numerosos manjares desde la Antigüedad

Entre los compuestos principales: majoranina, hidroquinina, saponinas.
Indicaciones para el uso interno:
* Utilizado en caso de estrés y ansiedad.
* Recomendada en problemas digestivos con hinchazón, dolor y dificultades de digerir.
Indicaciones para el uso externo:
* Anticontractura y antireumatismo (en forma de aceite esencial).
Perspectivas científicas:
* Potencial anticáncer (leucemia).
* Puede tener una acción protectora sobre las neuronas en especial en la prevención de la enfermedad de Alzheimer.

Marrubio blanco
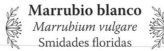
Marrubium vulgare
Smidades floridas

¡Planta que ama los lugares sin cultivar!

Entre los compuestos principales: quercetina, luteolina y ácido clorogénico.
Indicaciones: Utilizado en las infecciones bronquiales y tos, ya que facilita la expectoración.
Perspectivas científicas:
* Podría ser útil en caso de hipertensión.
* Potenciales antidiabéticos (estudios en curso).

Meliloto
Melilotus officinalis
Partes aéreas florecidas

Una planta particularmente melífera, de ahí su nombre, que, muy apreciada por Luis XIV, terminó por caer en el olvido con el tiempo

Entre los principales compuestos: melilotosido, dicomarol.
Indicaciones:
* Útil en la insuficiencia venosa crónica (varices, hemorroides).
* Participar (modestamente) para prevenir los coágulos sanguíneos.
* Prescrito en los estados de ansiedad moderada y trastornos del sueño.
* Puede ser utilizado en los trastornos digestivos del tipo de espasmos.
Perspectivas científicas: Continuación del análisis de su potencial anticoagulante.

Melisa
Melissa officinalis
Planta entera, hojas

Célebre desde hace siglos por «agua de melisa», ¡sin duda la primera planta que debes tener en tu farmacia familiar!

Entre los principales compuestos: flavonoides, citral, citronela.

Indicaciones para uso interno:
• Poder antiespasmódico que mejora el malestar digestivo.
• Útil en estados de trastornos de ansiedad, estrés, sueño.

Indicaciones para el uso externo:
• Contra las afecciones de origen herpético.
• Adyuvante contra las micosis recidivas de la piel.

Perspectivas científicas:
• Potencial protectora de neuronas, especialmente en la prevención de las enfermedades degenerativas: la enfermedad de Alzheimer, la de Parkinson (estudios en curso).
• Actividad antiinfecciosa, bacteriana, antivírica (virus del herpes).

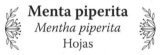

Menta piperita
Mentha piperita
Hojas

Existen varios tipos de menta: verde utilizada para el «té de menta»; poleo, particularmente excitante; acuática...

Entre los compuestos principales: ácidos fenólicos, mentol, terpineol.

Indicaciones para uso interno:
• Mejora la digestión.
• Estimulante, tónico, puede favorecer la actividad intelectual.

Indicaciones para el uso externo:
• Antináuseas (en forma de aceite esencial).
• Antidolor, especialmente durante ciertos tipos de dolores de cabeza y dolores musculares (efecto analgésico).

Contraindicaciones:
• Nada de uso prolongado en el ser humano, ya que parece favorecer la infertilidad (prosiguen los estudios).
• Uso prudente de los aceites esenciales: riesgo de espasmos, de ahí su prohibición absoluta en los niños pequeños (que pueden causar un espasmo de la glotis).

Perspectivas científicas: En caso de trastornos metabólicos, particularmente de diabetes y del aumento del colesterol y triglicéridos en la sangre (estudios en curso).

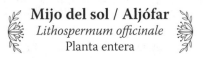

Mijo del sol / Aljófar
Lithospermum officinale
Planta entera

Ha sido utilizado en diferentes pueblos de América por sus propiedades anticonceptivas

Entre los compuestos principales: tanino, alcaloides pirrolizidínicos, mucílago.

Indicaciones:
• Preconizado en los trastornos de reglas de tipo dismenorrea.
• Antaño, fue ampliamente recomendado en caso de cálculos renales (litiasis).

Contraindicaciones:
• Nada de tomas prolongadas de dosis alta.
• ¡Nunca tomar en caso de desear embarazo!

Perspectivas científicas: Si sufres de un caso de disfunción tiroidea (hipertiroidismo moderado), ya que reduce la producción de hormonas tiroideas.

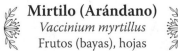

Mirtilo (Arándano)
Vaccinium myrtillus
Frutos (bayas), hojas

Virtud astringente elogiada desde la Antigüedad

Entre los principales compuestos: antocianinas, ácidos fenólicos, estilbenos.

Indicaciones:
• Mejora la microcirculación (capilar) por las bayas.
• Protege la retina; especialmente útil en el caso de DMAE (degeneración macular asociada a la edad).
• También recomendada en caso de insuficiencia venosa (piernas pesadas, varices, hemorroides).

Perspectivas científicas:
• Potencial antidiabético de las hojas.
• Potencial inhibidor del crecimiento de el *Helicobacter pylori* (responsable de algunas de las úlceras del estómago).

N

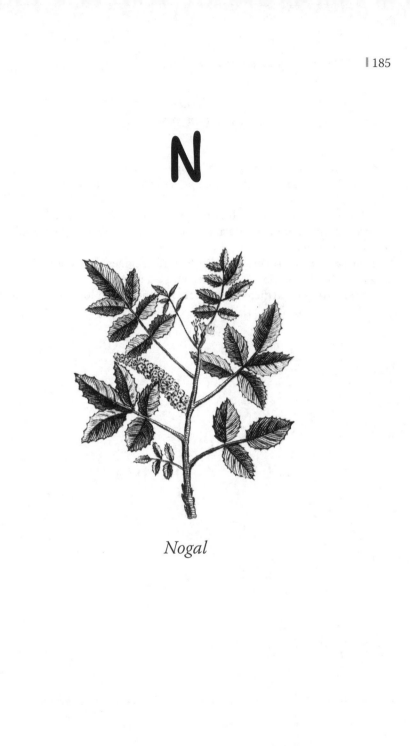

Nogal

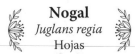

Nogal
Juglans regia
Hojas

La nuez, muy conocida como fruto oleaginoso rico en ácidos grasos omega-3, ayuda a asegurar una protección cardiovascular

Entre los principales compuestos: juglones, taninos, flavonoides.

Indicaciones para uso interno: En caso de diarrea leve y de desequilibrios de la flora intestinal.

Indicaciones para el uso externo: En las afecciones dermatológicas, su componente antiinflamatorio tiene propiedades curativas.

Perspectivas científicas: Potencial anticáncer para los riñones y el colon (estudios en curso).

O

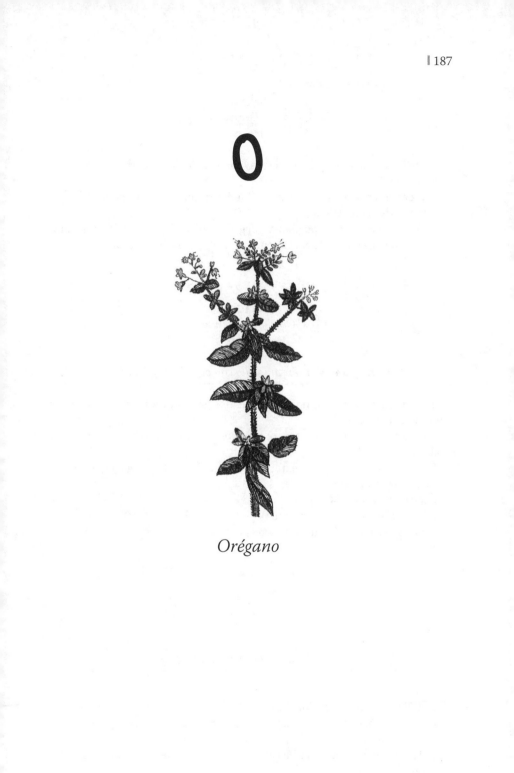

Orégano

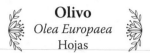

Olivo
Olea Europaea
Hojas

Entre los compuestos principales: flavonoides, ácidos fenólicos, antocianinas, ácido olealónico.

Indicaciones: Utilizado en caso de hipertensión arterial (moderado).

Perspectivas científicas:
- Potencial anticáncer de mama, vejiga, y antileucémico (estudios en curso).
- Disminuye el nivel de azúcar en la sangre (adyuvante antidiabético).

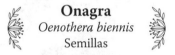

Onagra
Oenothera biennis
Semillas

Hermosas flores de color amarillo con olor dulce pero efímeras

Entre los principales componentes: ácidos grasos insaturados, ácido gálico, oenostacin, catequinas.

Indicaciones para uso interno: Propuesta en caso del síndrome premenstrual.

Indicaciones para el uso externo: útil para las pieles secas, especialmente en caso de eccema y de psoriasis.

Perspectivas científicas:
- Potencial anticáncer (leucemia).
- Investigación en lo que se refiere a la esclerosis múltiple.

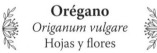

Orégano
Origanum vulgare
Hojas y flores

También llamado «mejorana salvaje»

Entre los principales compuestos: luteolina, apigenina, ácido rosmarínico.

Indicaciones para uso interno:
- Utilizado para mejorar la digestión, especialmente en caso de hinchazones y flatulencias.
- Activo contra la bacteria *Helicobacter pylori* que puede causar algunas úlceras estomacales.

Indicaciones para el uso externo:
- Acción analgésica, en especial en caso de reumatismo (en forma de aceite esencial).
- Descongestiona el sistema respiratorio (en forma de inhalación).

Perspectivas científicas: Potencial anticáncer (colon).

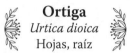

Ortiga
Urtica dioica
Hojas, raíz

La ortiga ha sido ampliamente utilizado (picada) para revitalizar los animales de granja, así como a los seres humanos (en las sopas)

Entre los principales compuestos: flavonoides, lignanos, ácidos fenólicos, minerales (calcio, hierro...).

Indicaciones para uso interno:
- Fortificante, remineralizante.
- Utilizada en la hiperplasia benigna de próstata (raíz).
- En caso de dolores reumáticos de las articulaciones.

Indicaciones para el uso externo: Para las pieles y cabellos grasos y las caspa con caída del cabello.

Perspectivas científicas:
- Potencial anticáncer (próstata) por la raíz.
- Potencial antidiabético.
- Parece tener un poder protector con respecto a los espermatozoides.

Ortosifón
Orthosiphon aristatus
Hojas y sumidades en flor

También llamado en infusión «té de Java»

Entre los principales compuestos: sinensetina, eupatorine, staminoles, ortosifoles.

Indicaciones:
- Acción diurética de «drenaje», de «detoxificación».
- Considerado como preventivo de la formación de cálculos renales, en especial los úricos.
- Uso en las cistitis y prostatitis.

Perspectivas científicas: Potencial anticáncer de mama (estudios en curso).

P

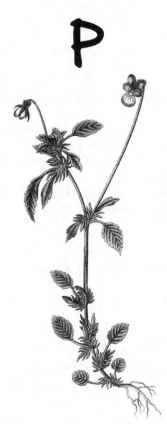

Pensamiento salvaje

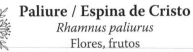

Paliure / Espina de Cristo
Rhamnus paliurus
Flores, frutos

Planta mediterránea también llamada «espina de Cristo» de donde proviene la corona

Entre los principales compuestos: glucósido luteolol, rutina.
Indicaciones:
- Utilizado como adyuvante contra la aterosclerosis.
- Reconocido por reducir la tasa de colesterol y la presión arterial.
- Acción contra las infecciones urinarias recidivas y en la prevención de la formación de cálculos.

Perspectivas científicas: Búsqueda de la evaluación de su potencial protector en los planos cardiacos y vasculares.

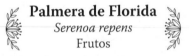

Palmera de Florida
Serenoa repens
Frutos

Disponible como especialidades lista para su empleo (Permixon®)

Entre los principales compuestos: ácido láurico, alcanoles.
Indicaciones: En el caso de la hiperplasia benigna de próstata.

 ## Passiflora / Flor de la pasión
Passiflora incarnata
Partes aéreas

Planta originaria de América del Sur utilizada por los aztecas como hipnótico, especialmente en las ceremonias religiosas

Entre los principales componentes: isoflavonas, ácidos fenólicos, ginocardina.
Indicaciones:
- En los trastornos leves del sueño.
- En caso de ansiedad y de nerviosismo.

Perspectivas científicas: Premedicación antes de las operaciones quirúrgicas en la que se reduce la ansiedad.

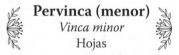

Pensamiento salvaje
Viola tricolor
Partes aéreas florecidas

Una magnífica planta ornamental hermosa que le hace un favor a la salud

Entre los principales compuestos: antocianinas, flavonoides, ácidos fenólicos, cumarinas.

Indicaciones: «Depurativo» de la piel, en especial de los eccemas y trastornos infecciosos (acné, furúnculo...).

Perspectivas científicas: Acción anticáncer contra el linfoma y el mieloma (estudios en curso).

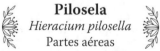

Pervinca (menor)
Vinca minor
Hojas

Una planta que interesó mucho a la marquesa de Sévigné...

Entre los compuestos principales: alcaloides indólicos (vincamina).

Indicaciones:

- Utilizada en los trastornos circulatorios de tipo trastornos de la memoria, déficit de atención...
- Mejora la oxigenación del cerebro, de ahí su interés como un adyuvante para la prevención de recidivas de ACV.

Contraindicaciones: Tratamiento de dosis alta (cápsulas, extractos) para utilizar con precaución.

Perspectivas científicas: Presente en algunos medicamentos anti-cáncer.

Pilosela
Hieracium pilosella
Partes aéreas

Históricamente se creyó que mejoraba la vista, debido posiblemente a que era apreciada por los gavilanes, de vista penetrante

Entre los principales compuestos: ácidos fenólicos, luteolina, kaempferol, triterpenoides.

Indicaciones:
• Reduce la retención de agua y los edema, en especial en caso de celulitis.
• Utilizada como «depurativo».
Perspectivas científicas:
• Potencial anticáncer contra el melanoma (estudios en curso).
• Potencial antiinfeccioso sobre ciertas bacterias (brucelosis), pero no sustituye al tratamiento.

Pino Silvestre
Pinus sylvestris
Brotes, hojas «espinas», resina

En el Este, se considera un símbolo de la inmortalidad

Los principales compuestos: pinenos, limoneno, careno, acetato bornilo.
Indicaciones para el uso interno:
• Utilizado como descongestionante y antiséptico de las vías respitorias superiores (en caso de rinofaringitis, sinusitis…) y más profundas (durante bronquitis).
• Favorece en especial la expectoración y tiene una acción antiinflamatoria.
Indicaciones para el uso externo:
• Para las vías respiratorias (en forma de aceite esencial).
• Analgésico reumático, alivia las articulaciones y los músculos (en forma de aceite esencial).
Contraindicaciones: Evitar el aceite esencial en caso de asma.
Perspectivas científicas: Poder analgésico para profundizar.

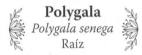

Polygala
Polygala senega
Raíz

Una planta onerosa pero con potencial de salud que no debe pasarse por alto

Entre los principales compuestos: saponinas, senegosas, tenuifolioses, xantonas, poligalatol.
Indicaciones: Se utiliza en las enfermedades respiratorias, en especial en caso de bronquitis y enfisema.
Perspectivas científicas:
• Acción anticancerígena de pulmón (estudios en curso).
• Podría reducir el nivel de azúcar en sangre cuando es alto (anti-diabetes).

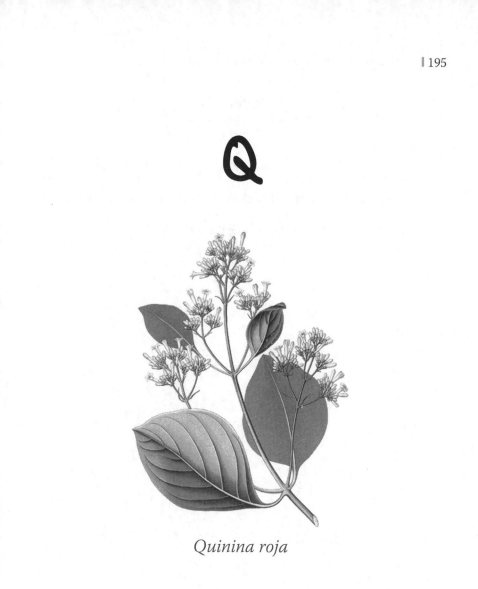

Q

Quinina roja

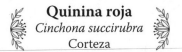

Quinina roja
Cinchona succirubra
Corteza

Originario de un árbol tropical y se utiliza como antimalárico

Entre los principales compuestos: alcaloides (quinina), tanino catecol.
Indicaciones:
- Utilizada en caso de inapetencia y de desnutrición.
- Acción contra las afecciones vírica benignas, como, por ejemplo, la gripe.

R

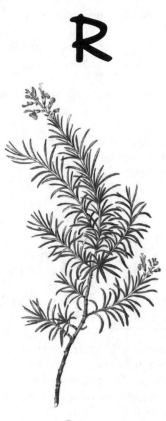

Romero

Reina de los prados
Filipendula ulmaria
Sumidades florecidas, flores

Considerada, como el sauce blanco, como la aspirina vegetal debido a la presencia de ácido salicílico

Entre los principales compuestos: monotropitina, salicilato de metilo, aldehído salicílico.

Indicaciones:

• Utilizada por su acción antiinflamatoria.
• Desinfiltrante en caso de celulitis.

Perspectivas científicas: Potencial anticáncer.

Romero
Rosmarinus officinalis
Partes aéreas (hojas y su flores)

Existen variedades para la selección de aceites esenciales (quimiotipo cineol, alcanfor, verbenona)

Entre los principales compuestos: ácido rosmarínico, diterpenos, triterpenos.

Indicaciones para el uso interno:

• Útil en caso de digestión difícil por su acción sobre la vesícula biliar.
• Recomendado como un antiséptico en las infecciones respiratorias.
• «Detoxifica» el organismo.

Indicaciones para el uso externo:

• Antiinflamatorio y analgésico especialmente en el plano muscular (en forma de aceite esencial).

Contraindicaciones: No utilizar en forma de aceite esencial en caso de asma.

Perspectivas científicas:

• Potencial anticáncer (próstata) e inhibe el desarrollo de metástasis.
• El desarrollo del *Aspergillus* se ralentizaría.

S

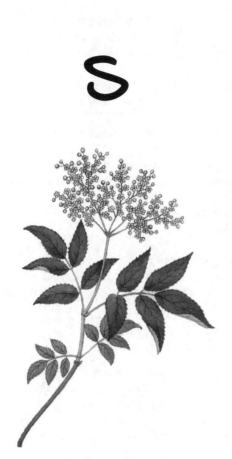

Saúco negro

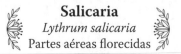

Salicaria
Lythrum salicaria
Partes aéreas florecidas

Los pigmentos naranjas de sus flores aún sirven para teñir los dulces hasta no hace mucho...

Entre los principales compuestos: orientina, vitexina, β-sitosterol, ácido betulínico.

Indicaciones para uso interno: Utilizada en los trastornos digestivos (diarreas) como astringente (durante mucho tiempo se ha sido recomendado para las «colitis» de lactancia).

Indicaciones para el uso externo:
• Úlcera varicosa.
• Eccema.

Perspectivas científicas:
• Potencial anticáncer (mama, colon, leucemia).
• En las candidiasis (*Candida albicans, micosis*) recidivas de la vagina y del tubo digestivo.

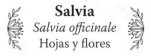

Salvia
Salvia officinale
Hojas y flores

Para reducir las crisis asmáticas, se aconseja fumar salvia...

Entre los principales compuestos: flavonoides, diterpenos (picrosalvina).

Indicaciones:
• Utilizada para reducir los sudores de la menopausia y los bochornos.
• Tónico para las digestiones difíciles, antiespasmódico.

Contraindicaciones: No usar en caso de antecedentes de cáncer de mama debido a la presencia de fitoestrógenos.

Perspectivas científicas: Podría ser interesante en caso de enfermedad de Alzheimer (prosiguen los estudios).

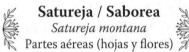

Sargazo vesiculoso
Fucus vesiculosus
Fragmentos de tallo

Un alga muy común también llamado goemón

Entre los principales compuestos: yodo, zinc, selenio, hierro, polisacáridos.

Indicaciones:

• Aporte de yodo que puede ser útil en las disfunciones tiroideas.

• Favorece la sensación de saciedad (actos como «corta-hambre»).

• Laxante suave.

Perspectivas científicas: Aumentaría los niveles del colesterol «bueno» (HDL).

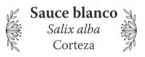

Satureja / Saborea
Satureja montana
Partes aéreas (hojas y flores)

Esencialmente una planta de condimento útil

Entre los principales compuestos: ácido rosmarínico, triterpenos, carvacrol.

Indicaciones:

• Utilizada en los trastornos digestivos contra la hinchazón.

• Anti-infeccioso intestinal, en especial el parasitario.

Perspectivas científicas:

• Potencial anticáncer (leucemias).

• Parece aumentar los niveles de testosterona.

Sauce blanco
Salix alba
Corteza

Un árbol analgésico, considerado una aspirina vegetal con la reina de los prados

---

Entre los principales compuestos: sllicatos, polifenoles.

Indicaciones:

• Recomendado como adyuvante en los estados febriles y gripales.

• Utilizado como analgésico y antiinflamatorio contra los dolores articulares, pero también los dolores de cabeza.

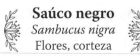

Saúco negro
Sambucus nigra
Flores, corteza

Hay varias especies de saúco: ¡no confundir si quieres recogerlos ya que algunas son venenosas!

Entre los principales compuestos: ácidos fenólicos, antocianinas, triterpenos.
Indicaciones:
• Utilizado en las enfermedades respiratorias (sudoríficos).
• Laxante.
Perspectivas científicas: Participa en la lucha contra los diferentes tipos de virus, entre los cuales tenemos el virus de la gripe (*Influenzavirus* A y B).

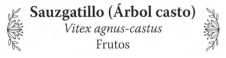

Sauzgatillo (Árbol casto)
Vitex agnus-castus
Frutos

Utilizado en el ser humano para frenar los ardores sexuales, especialmente en los ejércitos

Entre los principales compuestos: agnuside, diterpenos (ceto-esteroides).
Indicaciones: Planta similar a progesterona, útil en caso de síndrome premenstrual (tratamiento del 10º al 28º día del ciclo).
Contraindicaciones: No asociar con una hormoterapia convencional (THM) a causa de la supuesta interacción con la carbidopa, la métoclopamide y la levodopa.
Perspectivas científicas: Investigación en algunas situaciones de hiperprolactinemia (aumento del nivel de prolactina) para el tratamiento de algunos casos de infertilidad (insuficiencia del cuerpo amarillo).

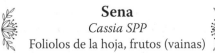

Sena
Cassia SPP
Foliolos de la hoja, frutos (vainas)

Utilizar con precaución y por periodos cortos

Entre los principales compuestos: heterosidos diantrónicos, heterosidos naftalénicos.
Indicaciones: Laxante drástico.

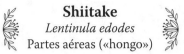

Shiitake
Lentinula edodes
Partes aéreas («hongo»)

Una planta originaria de Asia, pero que se encuentra en Europa

Entre los principales componentes: minerales (zinc, selenio, cobre), compuestos fenólicos, lentinan.

Indicaciones: Estimula el sistema inmunitario.

Perspectivas científicas:
- Potencial anticáncer (estómago, colon).
- Disminuye la tasa del colesterol sanguíneo.

T

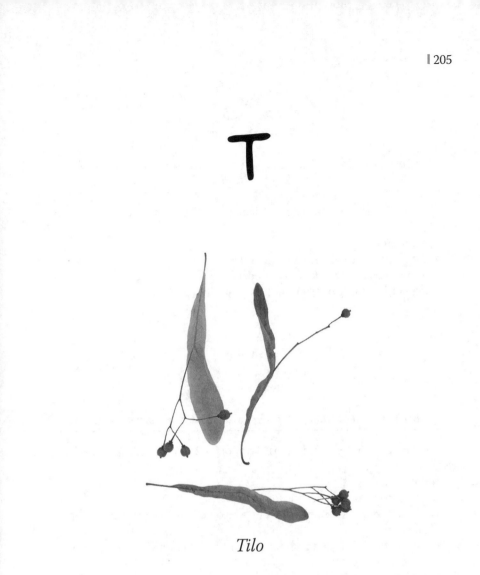

Tilo

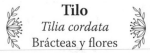

Tilo
Tilia cordata
Brácteas y flores

La corteza —albura— de la tila salvaje del Roussillon se recomienda
en los cólicos nefrético

Entre los compuestos principales: ácidos fenólicos, flavonoides, linalool, far-
nesol.
Indicaciones:
- Utilizado por su efecto calmante y sedante.
- Mejora el sueño y reduce la ansiedad.
Perspectivas científicas: Analgésico y antiinflamatorio.

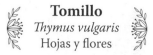

Tomillo
Thymus vulgaris
Hojas y flores

Existen varias opciones de aceites esenciales (quimiotipo, timol...)

Entre los principales compuestos: flavonoides, ácidos fenólicos, timol, linalol,
geraniol, carvacrol.
Indicaciones:
- Utilizado como tonificante, fortificante.
- Ayuda la digestión mediante la reducción de los hinchazones y de las fla-
tulencias.
- Antiséptico de las vías respiratorias, actúa sobre muchas bacterias (estafi-
lococos, estreptococos, *Escherichia coli...*).
Perspectivas científicas: Potencial anticáncer.

U

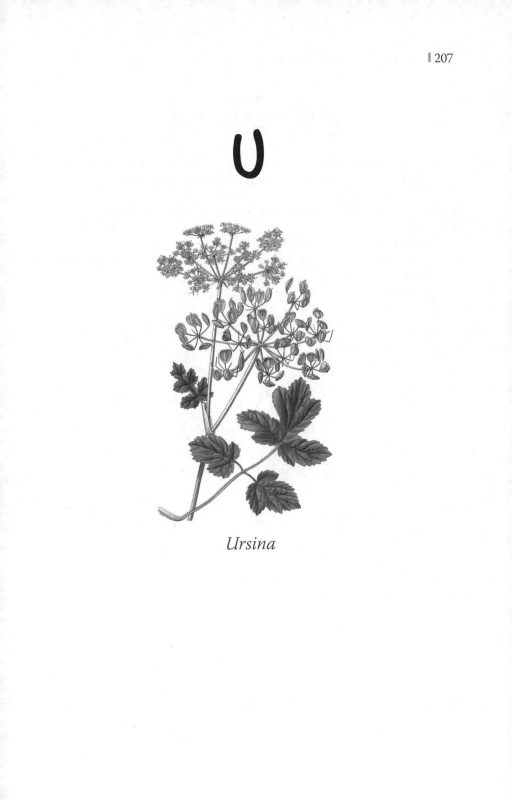

Ursina

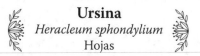

Ursina
Heracleum sphondylium
Hojas

Una planta consumida antaño como una verdura (toda la planta tiene un sabor ligeramente dulce). ¡No debe confundirse con la gran cicuta!

Entre los principales compuestos: furanocumarina, uno de ellos el bergapteno, pimpinellina.

Indicaciones:

- Utilizada por su efecto estimulante sobre la libido (este uso quedando empírico).
- Mejora la digestión.

V

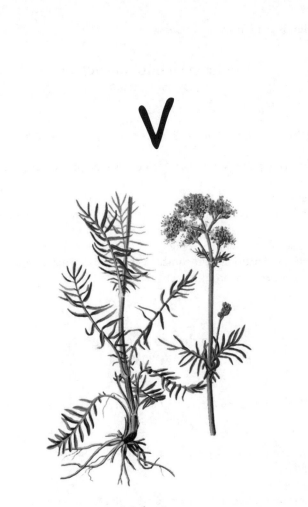

Valeriana

Valeriana común /medicinal
Valeriana officinalis
Raíz

Hierba gatera: solo tomar en forma de cápsulas, por su olor poco agradable

Entre los principales compuestos: iridoides (valepotriatos), ácidos sesqui-terpénicos.

Indicaciones:
- Utilizada en caso de trastornos del estado de ánimo, de depresión moderada.
- Acción sedante, mejora el sueño.

Perspectivas científicas: Preconizada en las abstinencias de diversos tipos de adicciones, especialmente el tabaco.

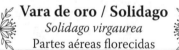

Vara de oro / Solidago
Solidago virgaurea
Partes aéreas florecidas

También llamada solidago, sus flores son de un color amarillo oro resplandeciente

Entre los principales compuestos: flavonoles, saponisidos, diterpenos, fenol-glicósidos.

Indicaciones:
- Utilizada para prevenir la formación de cálculos urinarios y en las infecciones urinarias (adyuvante de cistitis).
- Ayuda a reducir la hiperplasia benigna de próstata.
- Alivia los dolores articulares de los reumatismos (artritis), las articulaciones inflamatorias (gota...).

Perspectivas científicas:
- Potencial anti-cáncer (mama, melanoma).
- Protege el riñón y puede ralentizar el desarrollo de la insuficiencia renal (prosiguen los estudios).

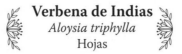

Verbena de Indias
Aloysia triphylla
Hojas

Aromatiza ventajosamente las tianas

Entre los principales compuestos: citral, cineol, flavonoides (eupafolin, hispidulina).
Indicaciones: Facilita la digestión.
Perspectivas científicas: Potencial protector de neuronas.

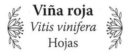

Viña roja
Vitis vinifera
Hojas

Una planta símbolo de la civilización mediterránea

Entre los principales compuestos: antocianinas, procianidinas, estilbenos, resveratrol.
Indicaciones:
• Utilizada en los trastornos de circulación venosa: piernas pesadas, varices, hemorroides.
• Alivia los síntomas de la menopausia y del síndrome premenstrual.
Perspectivas científicas: El resveratrol de la semilla de uva es objeto de intensas investigaciones como antienvejecimiento y anticáncer.

y

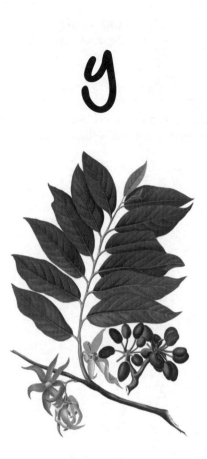

Ylang-ylang

Ylang-ylang
Cananga odorata
Flores

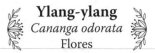

El Channel Nº 5 en contenido

Entre los principales compuestos: cariofileno, germacreno.

Indicaciones para el uso externo: Utilizado tradicionalmente como relajante (aceite esencial).

Cocina con las plantas

———————————————◆———————————————

Salvar tu salud pasa primero por llevar una dieta equilibrada todos los días.

¡Que tu alimentación sea tu primera medicina! Del casis a la borraja, pasando por los nísperos, vuelve a descubrir los sabores de 32 frutas y verduras imprescindibles en 64 recetas paleo y contemporáneas que son sanas y al mismo tiempo están deliciosas, para compartir entre dos.

VERDURAS DE HOJAS

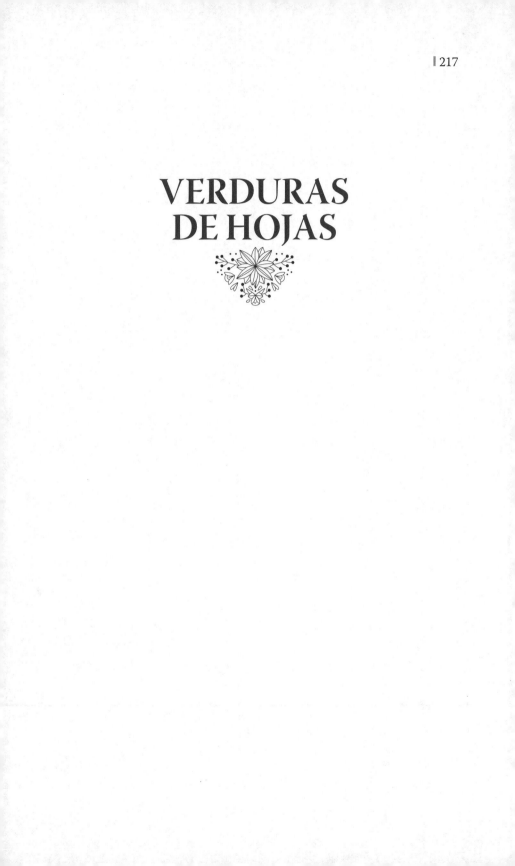

Acedera

• **Puré de nabos amarillos con acedera y cebollas dulces de Cevenas**

Ingredientes

- 500 g de nabos amarillos
- 2 cebollas dulces de Cevenas
- una decena de hojas de acedera
- 2 dientes de ajo
- 1 cucharada sopera de aceite de oliva

En una sartén para saltear poner 1 cucharada sopera de aceite de oliva, rehogar las cebollas picadas, al igual que los dos dientes de ajo. Por otro lado, cocinar, preferentemente al vapor, los nabos amarillos y la acedera durante 10 minutos. Hacer un puré y después añadir las cebollas y el ajo dorados previamente.

Servir eventualmente acompañado de pequeños croutones.

• **Tortas de patata violetas con acedera y con zanahorias jóvenes**

Ingredientes

- 4 patatas de tamaño medio
- 4 zanahorias jóvenes
- 6 a 8 hojas de acedera
- 1 cebolla
- 50 g de queso Condado rallado
- 4 cucharadas soperas de aceite vegetal (preferiblemente de oliva)

Cocinar previamente las patatas cortadas en láminas al igual que las zanahorias jóvenes y las hojas de acedera, preferentemente en un horno de vapor o en la olla a presión, alrededor de unos 10 minutos. Freír la cebolla picada hasta que quede dorada. Triturar las verduras con un tenedor, y hacer pequeñas tortas con ellas, y ponerlas en una cazuela de barro para horno. Rociar con aceite y hornear unos veinte minutos a aproximadamente 150 °C.

Servir eventualmente con una ensalada de canónigos.

Cuando hablamos de cucharada, nos referimos a la medida de cuchara de sopera; cucharadita, nos referimos a la medida de cuchara de café.

Achicoria

• **Ensalada de achicoria y de canónigo con almendras tostadas**

Ingredientes

- hojas de achicoria, preferiblemente orgánicos
- canónigos
- almendras tostadas mondadas
- aceite de avellanas
- 1 limón

En una ensaladera de vidrio, hacer un condimento con unas cucharadas de aceite de avellana y el jugo de limón. Añadir las hojas de ensalada y echar las almendras tostadas.

Puede acompañar una tortilla francesa.

• **Terrina de achicoria y chirivías sobre salsa de cebollas dulces de Cevenas**

Ingredientes

- 200g achicoria
- 3 chirivías medianas
- 4 cebollas dulces de Cevenas
- 2 cucharadas soperas de aceite de oliva

Cocinar las chirivías en rodajas finas 5 minutos en una olla a presión. En una sartén, calentar el aceite y echar las cebollas dulces cortadas en rodajas finas, dorarlas y añadir las rodajas de chirivía. Rehogar y añadir las hojas de achicoria. Mezclar la preparación durante varios minutos.

Servir con patatas al vapor, preferiblemente del tipo Charlotte.

Alcachofa

• Fondo de alcachofa cubiertos con guisantes chalotas

Ingredientes

- 8 fondos de alcachofas preferentemente frescos, o envasados, guisantes extra finos frescos o, en su defecto, congelados o envasados
- 2 chalotas
- 2 cucharadas soperas de aceite de oliva

En una cacerola, calentar 2 cucharadas de aceite de oliva, y brasear los fondos de alcachofa. Retirarlas del fuego y, en otra cacerola, calentar la chalota y a continuación brasearla. Añadir los guisantes. Cubrir los fondos de alcachofa con la mezcla y colocarlos en una cazuela de barro. Cubrir con un poco de queso gruyère rallado y meter en el horno 15 minutos a 160 °C.

• Fondos de alcachofa rellenos de setas y piñones del bosque

Ingredientes

- fondos de alcachofa, preferiblemente frescos o en frasco de vidrio
- mezcla de setas del bosque
- 1 cucharada sopera de piñones

Sofreír en una sartén los champiñones previamente cortados en láminas, reservarlos y luego cubrir los fondos de alcachofa con la preparación. Para terminar, decorar con unos cuantos piñones. Servir frío espolvoreado con una cucharada de aceite de nuez, preferiblemente orgánicos.

Puede ir acompañado de un cuenco de arroz integral.

Apio

• Puré de apio y tapenade de aceitunas verdes

Ingredientes

- 400 g de apio
- un frasco pequeño tapenade verde
- rebanadas de pan de espelta tostadas

Colocar el apio en una olla a presión y cocinar unos 10 minutos. Hacerlo puré y colocarlo en una pequeña cazuela de barro. Untar la tostada con tapenade y colocar las rebanadas en el puré de apio o al lado.

Puede ir acompañado de un pequeño bol de arroz.

• Rama de apio y zanahorias Vichy

Ingredientes

- 300 g de apio
- 200 g de zanahorias
- 3 dientes de ajo
- 3 cucharadas soperas de aceite de oliva

Cortar las ramas de apio en trozos pequeños y cocinar en una olla a presión durante unos 10 minutos acompañados de zanahorias en rodajas. Cuando esté cocido, escurrir, pasar a la sartén con un poco de aceite de oliva calentado previamente. Dorar las verduras y, en el último momento, añadir los dientes de ajo machacados a la mezcla.

Puede ir acompañado por un poco de sémola de maíz.

Berro

◆ Potaje de berro y patatas violetas

Ingredientes

- 300 g de berro
- 4 patatas
- 1 cebolla dulce grande

Pelar las patatas, cortarlas en cuartos, ponerlas en una olla exprés a presión, añadir las hojas de berro y cebolla en rodajas. Espolvorear un poco de tomillo y una hoja de laurel, cubrir con agua y cocer 10 minutos. Cuando esté cocido, aplastar las papas y mezclarlas con el berro. Mezclar para servir en velouté.

Puede ir acompañado de algunos croutones tostados.

◆ Terrina de berro y de huevo duro

Ingredientes

- 300 g de berro
- 4 huevos duros
- un poco de leche de almendras
- 4 cucharadas soperas de harina de maíz
- un poco de queso Condado rallado

En una olla pequeña, calentar un poco de aceite, añadir el berro y dejar que se consuma. En una fuente de terrina, colocar el berro cocido, y poner por encima las rodajas de huevo duro. Por otra parte, en un bol de leche de almendras, poner 4 cucharadas soperas de harina de maíz y repartir en una fuente de terrina. Espolvorear con Condado rallado y después hornear unos 20 minutos a 160 °C.

Borraja

• **Flores de borraja en ensalada melí-meló**

Ingredientes

- 1 taza de flores de borraja
- 2 grandes endibias
- algunas nueces verdes
- 2 cucharadas soperas de aceite de avellana
- 1 pequeña cebolla dulce de Cevenas

Deshojar las endivias, cortarlas en trozos pequeños y colocarlas en una ensaladera de vidrio. Cortar en láminas la cebolla y añadirla a las endibias. Espolvorear la preparación de 2 cucharadas soperas de aceite de avellana y, para terminar, añadir delicadamente las flores de borraja y nuez verde.

Puede ir acompañada de tortas de harina de maíz.

• **Compota de fresas y flores de borraja**

Ingredientes

- 400 g de fresas, preferiblemente Mara de los bosques
- 1 taza pequeña de flores de borraja
- 1 cucharada sopera de miel de acacia

En una cacerola de fondo grueso, colocar 2 cucharadas soperas de agua de manantial y 1 cucharada sopera de miel de acacia. Llevar todo a ebullición y echar delicadamente las fresas como si fuese lluvia. Dejar que disminuya unos minutos. Colocar la compota en pequeños ramequines, enfriar la mezcla y servir la mezcla decorada con las hojas de borraja por encima.

Puede ir acompañado de pequeñas tartaletas con sabor a anís.

Brócoli

- **Flores de brócoli y el salmón salvaje sobre dos hinojo**

Ingredientes

- 4 lonchas finas de salmón, preferentemente frescas
- 2 cabezas de hinojo
- 300 g de flor de brócoli
- cebolleta // cebollino

Cocinar en una olla a presión las flores de brócoli y las cabezas de hinojo previamente cortados en rodajas. Retirar las verduras y ponerlas en un colador. En la olla a presión, poner una cucharada sopera de aceite de oliva y cocinar durante 5 minutos las rodajas de salmón. Colocarlas en una fuente de terrina interponiendolas con las rodajas de hinojo y las flores de brócoli cubiertas con cebolleta // cebollino.

Puede ir acompañado de un bol de espelta al vapor.

- **Brócoli en tarrina de verduras mezcladas**

Ingredientes

- 500 g de brócoli
- algunas flores coliflor
- 4 zanahorias jóvenes
- 2 dientes de ajo
- 1 vaso de leche de almendras
- 2 huevos, preferiblemente orgánicos

Colocar las verduras en una olla a presión, de entre las cuales las zanahorias deben estar cortadas en rodajas finas y los 2 dientes de ajo picados. Cocinar al vapor durante 7 minutos. Escurrir bien las verduras. Colocarlas en un fuente de terrina, rociarlas con el preparado a base de los 2 huevos batidos con un poco de leche de almendras. Hornear durante 15 minutos a 160 °C.

Puede ir acompañado por un plato de lentejas verdes de Puy.

Col verde

• **Hojas de col rellenas de quinua roja y manzanas braseadas**

Ingredientes

- 8 hojas de col
- 4 manzanas reineta
- 1 bol pequeño quinua roja
- 2 cucharadas sopera de aceite de oliva

Blanquear las hojas de col (2 minutos en agua hirviendo), y escurrirlas. En una sartén, rehogar los gajos de manzana en un poco de aceite de oliva, y dejar que se doren. Mezclarlos con la quinua roja, y luego adornar las hojas de la col con ellas. Espolvorear un poco de polvo de almendras, eventualmente un poco de queso, y colocar en una fuente de horno. Asar las hojas de col durante 20 minutos a 160 °C.

• **Col con patatas y cebollas rellenas de puré de champiñones del bosque**

Ingredientes

- 8 hojas de col
- 4 patatas
- 4 cebollas medianas
- 300 g de champiñones de París

Blanquear las hojas de col. Cocer las patatas unos 5 minutos en la olla exprés, y luego hacerlas puré. Blanquear las cebollas a las que previamente fueron ahuecadas en el centro. Cortar los champiñones y saltear en un poco de aceite o de mantequilla. Rellenar las cebollas con un poco de mezcla por igual con un poco de puré de patatas y champiñones. Colocar las cebollas en las hojas de col y hornear unos 15 minutos a 160 °C.

Diente de león

 • **Hojas de diente de león al ajo confitado**

Ingredientes

- 200 g de hojas de diente de león (se puede encontrar por ejemplo, en los mercados biológicos en temporada)
- unos 10 dientes de ajo confitado

Cocinar las hojas de diente de león en una olla a presión durante unos 5 minutos, escurrir bien y rehogar en un poco de aceite de oliva en una sartén. Cortar en rodajas finas el ajo confitado y añadirlo a la preparación tibia.

Puede servirse con un pequeño plato de lentejas coral.

• **Ensalada de diente de león y pomelo rosado con piñones y semillas de hinojo**

Ingredientes

- 200 g de diente de león
- 1 docena de gajos de pomelo rosado
- 1 cucharada sopera de piñones
- $1/_{2}$ cucharadita de semillas de hinojo
- 2 cucharadas soperas de aceite de nuez

Lavar bien las hojas de diente de león y colocarlas en una ensaladera, agregar los gajos de pomelo rosado. Esparcir los piñones al igual que las semillas de hinojo, y rociar todo con 2 cucharadas soperas de aceite de nuez.

Puede ir acompañada de unas rebanadas de polenta.

Espinacas

◆ **Espinacas en compota de apio y zanahorias, ajo sin pelar**

Ingredientes

- 800 g de espinacas frescas
- 200 g de apio
- 200 g de zanahorias
- 4 cabezas de ajo
- 8 croutones de pan, idealmente con levadura
- aceite de nuez

Cocinar al vapor todas las verduras y el ajo unos 10 minutos. Escurrirlas, picar las espinacas con un tenedor y un cuchillo y ponerlas en ramequines. Añadir por encima las rodajas de zanahoria, así como las ramas de apio picadas. Colocar en cada ramequín el ajo en el borde, poner pimienta. Añadir algunos croutones de pan y rociar con aceite de nuez.

◆ **Pan de espinacas con batatas y almendras tostadas**

Ingredientes

- 400 g de espinacas fresca
- 2 batatas grandes
- 3 cucharadas soperas de almendras tostadas mondadas
- 2 huevos
- 1 vaso de leche de almendras
- un poco de salsa de tomate orgánico con albahaca

Cocinar las verduras durante unos 10 minutos en la olla a presión. Escurrir y cortar las espinacas a mano. Aplastar las batatas y añadirlas a las espinacas, mezclando bien. A continuación añadir dos huevos batidos y verter la leche de almendras. Colocar en un molde de vidrio y hornear 30 minutos a 180 °C. Dejar enfriar y agregar las almendras tostadas.

Servir la preparación acompañada de una salsa de tomate con albahaca en una salsera.

Hojas de vid

- **Hojas de vid // parra envueltas sobre quinua roja y guisantes con ajo**

Ingredientes

- 8 hojas de vid frescas (encontrar especialmente en tiendas bio)
- 1 bol pequeño quinua roja
- guisantes extrafinos para preparar uno mismo o de frasco
- 3 dientes de ajo

Sacar los guisantes, aplastar los 3 dientes de ajo y mezclarlos con la quinua cocida. Colocar la mezcla en las hojas de vid, después enrollarlas y ponerlas en el fondo de una sartén en la que se ha calentado previamente un poco de aceite de oliva. Soasar unos minutos hasta que el conjunto esté algo cuajado.

Puede animarse con una pequeña ensalada de canónigos.

- **Hojas de vid enrolladas con puré de garbanzos**

Ingredientes

- 8 hojas de vid frescas
- puré de garbanzos (hummus)
- 2 limones confitados
- 2 cucharaditas de polvo de almendras

En una ensaladera mezclar el puré de garbanzos, los limones confitados cortados en trocitos así como el polvo de almendras. Colocar la mezcla en las hojas de vid y enrollarlas. Pasarlas a la sartén en un poco de aceite de oliva precalentado.

Puede ir acompañado de tostadas de pan de maíz.

Judías verdes

• **Ensalada de judías verdes, cebolla roja, tomate negros de Crimea y orégano**

Ingredientes

- 400 g de judías verdes
- 2 cebollas rojas
- 2 tomates
- unas hojas de orégano
- 2 cucharadas soperas de aceite de oliva, preferiblemente orgánico
- medio limón

Cocer las judías verdes en una olla a presión 12 minutos, escurrirlas y esperar a que se enfríen por completo. Por otra parte, cortar las cebollas rojas al igual que los tomates. Cincelar las pocas hojas de orégano e incorporarlas en el aceite de oliva y al zumo del medio limón. En una ensaladera colocar las judías verdes y añadir los aros de cebolla, a continuación, las rodajas de tomate. Verter el aliño.

Esta preparación puede acompañar un pescado cocinado al caldo corto.

• **Judías verdes y arroz al curry**

Ingredientes

- 400 g de judías verdes
- 2 vasos de arroz integral
- 2 chalotas
- 2 dientes de ajo
- una mezcla de curry

Cocer las judías verdes en una olla a presión durante 10 minutos. Cortarlos en trocitos. Cocinar en la olla a presión el arroz acompañado de dientes de ajo durante 15 minutos. En una sartén saltear las chalotas en aceite de oliva, añadir el arroz integral, el curry y las judías verdes.

Puede acompañar filetes de salmón al vapor.

Matas de rábano

- **Matas de rábano braseadas estofado con ajo confitado, con cebolla dulce y al comino**

Ingredientes

- 200 g de matas de rábano (alrededor de 2 manojos de rábanos que serán consumidos por otro lado)
- 8 dientes de ajo confitado
- 3 cebollas dulces de Cevenas
- 1 cucharadita pequeña de comino molido

En una olla pequeña saltear en un poco de aceite de oliva 2 cucharadas soperas de cebolla picada; a continuación añadir el ajo confitado y, finalmente, las matas de rábano. Dejar que se consuma todo. Cuando esté cocido, añadir el comino.

Puede ir acompañado por un bol pequeño de sémola de escanda.

- **Sopa de matas de rábano con remolacha joven, con manzanas reineta y al jengibre**

Ingredientes

- 200 g de matas de rábano
- 2 remolachas jóvenes pequeñas
- 2 manzanas reineta
- $^{1}/_{2}$ cucharadita de jengibre molido

En una olla exprés, poner las matas de rábano, las remolachas jóvenes cortadas en trozos al igual que los cuartos de manzana reineta. Cubrir con un poco de agua, a ser posible de fuente, y cocer unos 10 minutos. Cuando esté cocido, abrir la olla y batirlo bien. Por último, espolvorear un poco de jengibre molido.

Puede ir acompañada de rebanadas de pan integral frotado con ajo para aquellos que lo aprecien.

Rúcula

• **Rúcula y cebollitas dulces marinadas al orégano y aceite de nuez**

Ingredientes

- 200 g de rúcula
- 5 briznas de orégano
- 10 cebollitas dulces (en tarro o de mercado)
- 2 cucharadas soperas de aceite de nuez

Aproximadamente 48 horas antes, macerar las cebollitas dulces en un frasco que contenga el aceite de nuez y las hojas de orégano picadas. Retira las cebolletas dulces antes de la preparación, colocarlas en el fondo de la ensaladera, y recuperar el aceite de nuez. Cubrir con la rúcula y añadir el aceite.

Puede amenizarse con un pequeño plato de quinua.

• **Rúcula y corazones de alcachofas en melí-meló**

Ingredientes

- 250 g de rúcula
- Corazones de alcachofa idealmente preparados por uno mismo o de tarro
- pistacho molido
- gajos de pomelo rosado
- aceite de oliva
- 1 limón

En una ensaladera colocar los corazones de alcachofa, la ensalada de rúcula, en forma de estrella, los gajos de pomelo rosado. Espolvorear con el polvo de pistacho, rociar con 2 cucharadas soperas de aceite de oliva y el jugo de un limón exprimido.

Puede amenizarse con un pequeño bol de arroz integral tibio.

Ruibarbo

• **Compota de ruibarbo y manzanas reinetas con miel**

Ingredientes

- unas cuantas hojas de ruibarbo
- 4-5 manzanas reineta
- 1 cucharada sopera de miel de lavanda

Picar los tallos de ruibarbo en trozos pequeños, cortar las manzanas en rodajas finas después de pelarlas. En una cacerola preferiblemente esmaltada, calentar la cucharada de miel con 2 cucharaditas de agua, y llevar a ebullición. Agregar las frutas y reducir durante unos 15 minutos. Cuando estén hechas, colocar la mezcla en ramequines pequeños.

Puede servirse con rodajas finas de pan de higo o pan de especias biológicas.

• **Tarta de ruibarbo y peras y sobre un lecho de avellana molidas**

Ingredientes

- algunos tallos de ruibarbo
- 3 manzanas
- 3 cucharadas soperas de avellanas molidas
- 2 huevos
- un bol de leche de almendras

Picar los tallos de ruibarbo, pelar las peras, cortarlas en rodajas finas y cocinar en un poco de agua de manera que se ablanden. Colocar la fruta en un fondo de tarta de avellanas molidas y vierte 2 huevos batidos y la leche de almendras. Hornear 20 minutos a 160 °C.

Verdolaga

- **Ensalada de hojas de verdolaga con piñones tostados y aceitunas negras marinadas en tomillo**

Ingredientes

- 300 g de hojas de verdolaga
- 2 cucharadas soperas de piñones tostados
- 10 aceitunas negras
- 2 cucharadas soperas de aceite de oliva
- 1 limón

Mezclar los ingredientes en una ensaladera, rociar con 2 cucharadas soperas de aceite de oliva, y exprimir el jugo de limón.

Servir eventualmente acompañado con láminas de trucha ahumada.

- **Verdolaga y tapenade de aceitunas verde del Luberon en blinis o pan rústico de espelta tostado**

Ingredientes

- 150 g de hojas de verdolaga
- 1 taza de tapenade de aceitunas verdes listo para su uso que se encuentra en frascos de vidrio orgánico (o para preparar uno mismo)
- Curry

Tomar 2 rebanadas de pan rústico y pasarlos por la tostadora o unos blinis. Para aquellos que lo deseen, picar un un poco de ajo sobre las rebanadas de pan tostado. Untar el tapenade en capas lo suficientemente espesas, y colocar las hojas de verdolaga, y espolvorearlas con un poco de curry o tomillo.

Servir posiblemente acompañado de una sopa de pesto fría o caliente.

LEGUMBRES

Garbanzos

• **Ensalada de garbanzos con ajo machacado, comino y pasas**

Ingredientes

- un tarro de garbanzos, preferiblemente ecológicos
- 3 dientes de ajo morado
- semillas de comino
- 1 puñado de pasas
- 2 cucharadas soperas de aceite de nuez

Escurrir los garbanzos. En un mortero machacar los dientes de ajo después de eliminar cuidadosamente el brote. Mezclar con los garbanzos, añadir las 2 cucharadas soperas de nuez, el comino y las pasas.

• **Garbanzos sobre fondue de cebolla y puerros**

Ingredientes

- un bote de garbanzos, preferentemente orgánicos
- 400 g de cebollas picadas
- 2 puerros orgánicos en rodajas

En una olla calentar 2 cucharadas soperas de aceite de oliva y dorar las rodajas de cebolla al igual que los puerros. Cocinar a fuego lento hasta que reduzca por completo. Colocar los garbanzos en una fuente para gratinar y cubrir con la preparación.

Este plato puede ir acompañado de rebanadas de pan de espelta con brandada de bacalao.

Guisantes

• **Guisantes y filetes de lubina sobre cama de puré zanahorias**

Ingredientes

- 4 filetes de lubina poco espesos
- 400 g guisantes frescos
- 200 g de zanahorias
- 2 chalotas
- 1 pizca de comino
- 2 cucharadas soperas de crema fresca
- semillas de hinojo

Cocinar los guisantes al igual que las zanahorias cortadas en rodajas finas durante 8 minutos en una olla a presión. Retirar las zanahorias, escurrirlas por separado de los guisantes. En una sartén saltear las chalotas cortadas en 2 rodajas finas y dejar que se doren. Triturar con un tenedor las zanahorias, añadir las chalotas y 2 cucharadas soperas de crema fresca. Colocar el puré en una fuente para gratinar. Cocinar los filetes de lubina al caldo corto acompañados de semillas de hinojo. Escurrir los filetes, colocarlos en el puré de zanahoria alrededor de la cual se habrán dispuesto los guisantes.

• **Terrina de guisantes y champiñones de París al orégano**

Ingredientes

- 400 g de guisantes
- 200 g champiñones de París
- 2 huevos
- 1 tazón de leche de almendras
- un poco ajo molido
- 4 hojas de orégano
- 50 g de queso gruyer rallado

En una olla calentar 1 cucharada sopera de aceite de oliva y dorar los champiñones en cortados en rodajas. Añadir los guisantes y cocinar a fuego lento. Colocar la mezcla en una fuente de terrina, y añadir los 2 huevos batidos y la leche de almendras. Extender el queso rallado por la superficie. Hornear 18 minutos a 190 °C. Picar las hojas de orégano.

Habas

• Sopa de habas con espelta y limón

Ingredientes

- 500 g de habas frescas
- 300 g de espelta precocinada
- comino
- 2 limones

Cocinar los frijoles en una olla a presión 12 minutos en un poco de agua. Empezar a cocinar la espelta en un poco de agua y un ramo aromático de tomillo y de laurel durante 15 minutos en la olla a presión. En una sartén rehogar en un poco de aceite de oliva las rodajas de limón. Esperar a que reduzca durante unos pocos minutos. Mezclar la espelta, los frijoles y el limón. Espolvorear un poco de comino molido.

• Frijoles con comino y aceitunas negras

Ingredientes

- 500 g de habas frescas
- 200 g de aceitunas negras a la griega deshuesadas
- 1 cucharada sopera de aceite de avellana
- semillas de comino

En la olla a presión colocar las habas y cubrirlas con agua de manantial. Agregarles las semillas de comino. Cocinar durante 20 minutos, retirar las habas, escurrirlas, guardarlas en una ensaladera, rociarlas con aceite de avellana y espolvorear con aceitunas negras cortadas de antemano en rodajas finas.

Puede acompañar filetes de sardinas marinados con limón.

Lentejas

Lentejas verdes de Puy y cebollas dulces a la parrilla

Ingredientes

- 400 g de lentejas verdes
- 3 cebollas dulces de Cevenas
- 1 hoja de laurel
- 1 diente de ajo morado

En la olla a presión cocinar las lentejas en agua con el diente de ajo y la hoja de laurel durante15 minutos. Por otra parte, picar la cebolla y dorarla en una sartén con un poco de chorrito de aceite de oliva. Guardar la preparación y luego añadirla a las lentejas previamente escurridas.

- **Pan de lentejas y zanahorias jóvenes**

Ingredientes

- 300 g de lentejas verdes
- 4 zanahorias jóvenes
- 2 rebanadas de pan de miga
- 1 taza de leche de almendras
- 2 huevos
- curry
- 20 g de queso emmental rallado

Cocinar las lentejas verdes en una olla a presión 15 minutos, escurrirlas. Mientras tanto, calentar una cucharada sopera de aceite en una sartén y rehogar 4 zanahorias cortadas en rodajas. En un bol poner la leche de almendras, al igual que 2 rebanadas de pan. Añadir a la mezcla los 2 huevos batidos. Colocar las lentejas en una fuente de terrina, añadir y mezclar las zanahorias en rodajas, el curry y la pimienta. Cubrir la mezcla, agregar el queso rallado y hornear 20 minutos a 180 °C

Se puede servir con una ensalada de canónigos.

VERDURAS «FRUTAS»

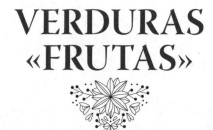

Berenjena

• Berenjenas picadas con aceitunas negras y ajo

Ingredientes

- 4 berenjenas pequeñas
- 12 aceitunas negras
- 4 dientes de ajo

Lavar las berenjenas y secarlas bien. Picarlas para incorporar las aceitunas negras y cada diente de ajo cortado previamente en 4. En una olla exprés del tipo a presión, calentar 2 cucharadas soperas de aceite de oliva y rehogar las berenjenas. Añadir y a continuación añadir 4 cucharadas de agua de manantial y cerrar la olla. Cocinar durante 10 minutos a fuego lento.

Puede servirse caliente o tibio con, eventualmente, una ensalada de rúcula.

• Berenjenas en rodajas y pimientos marinados con aceite de oliva y con tomillo de garriga

Ingredientes

- 2 berenjenas medianas
- 1 tarro de pimientos rojos asados, preferiblemente orgánicos
- 2 cucharaditas de tomillo orgánico

Cortar las berenjenas a lo largo en rodajas finas, cocinarlas en una olla a presión rápidamente, escurrirlas y dejar enfriar. Luego colocar en las rodajas los pimientos marinados con aceite de oliva y, para terminar, espolvorear el tomillo de garriga.

Ponerlo en un lugar fresco y servir con un poco de sémola de cuscús de trigo integral.

Calabacín

* **Terrina de calabacines con albahaca**

Ingredientes

- 500 g de calabacín
- 10 hojas de albahaca fresca o congelada, preferiblemente orgánicas
- 2 huevos
- 200 g de queso brousse de oveja
- 1 tazón de leche de almendras

Rehogar los 500 g de calabacín en la sartén y dejar enfriar. Batir 2 huevos con un bol de leche de almendras y 200 g del queso brousse de oveja. Verter esta mezcla sobre el calabacín, colocado previamente en una fuente de vidrio plano. Hornear 25 minutos a 140 °C. Dejar enfriar un poco y luego picar las hojas de albahaca sobre la preparación.

* **Calabacines rellenos de atún y aceitunas negras**

Ingredientes

- 4 calabacines medianos
- 1 rebanada de atún
- 10 aceitunas negras
- algunas alcaparras

Cortar en dos los calabacines en sentido longitudinal, cocinar durante 5 minutos en una olla a presión en agua de manantial, de ser posible, guardarlas y dejar enfriar. En una sartén cocinar las rodajas de atún en un poco de aceite de oliva. Triturar la carne del atún. Cortar las aceitunas en rodajas pequeñas y decorar los calabacines con el atún, las aceitunas negras y algunas alcaparras.

Puede ir acompañado de un puré de zanahorias con cardamomo.

Calabaza

• **Soufflé de calabaza con puré de castañas y con queso condado**

Ingredientes

- 2 rodajas de calabaza, preferiblemente orgánicos
- 1 tarro de puré de castañas
- 2 huevos
- 2 cucharadas soperas de aceite de oliva
- 100 g de queso Condado rallado

Cortar las 2 rodajas de calabaza en trocitos. Cocinarlas en una olla a presión, después escurrirlas y hacerlas puré. Mezclarlo con el puré de castañas. Por otra parte, batir 2 huevos y añadir las 2 cucharadas soperas de aceite de oliva. Colocar en una fuente de terrina de vidrio el puré y rociar con la mezcla. Cubrir con el queso Condado rallado. Hornear 20 minutos a 160 °C.

Se puede servir acompañado de una ensalada de achicoria y rúcula.

• **Puré frío de calabaza con nuez moscada y tapenade de aceitunas verdes**

Ingredientes

- 2 rodajas de calabaza
- un poco de nuez moscada molida
- 1 frasco pequeño de tapenade de aceitunas verdes

Cocinar la calabaza 10 minutos en una olla a presión. Escurrir y hacerla puré. Sazonar con media cucharadita de nuez moscada y añadir todo el tarro de tapenade de aceitunas verdes.

Esta receta puede acompañar tostadas de brandada de bacalao.

Pimiento

• **Pimientos rojos rellenos de brandada de bacalao y tapenade negro**

Ingredientes

- 1 tarro pimientos rojos asados
- 1 tarro de vidrio de tapenade negro
- 2 rebanadas de pan de miga, preferiblemente orgánico
- 1 tazón de leche de almendras
- 2 huevos
- 200 g de brandada de bacalao

Drenar muy bien los pimientos rojos. Batir 2 huevos con la leche de almendras, empapar el pan rallado y añadirlo a la brandada, después mezclarlo con la tapenade. Poner algunos granos de arroz en el fondo del pimiento y rellenar con la preparación. Ponerlo en una fuente de pastel de cerámica y hornear 20 minutos a 170 °C.

Pueden ir acompañados por una ensalada de lechuga con cebolla.

• **Ensalada de pimientos asados con espelta y lima**

Ingredientes

- 300g de sémola de espelta
- 3 cucharadas soperas de aceite de avellana
- 1 frasco pequeño de pimiento rojo asado
- 1 diente de ajo
- 2 limas

Empapar la sémola de espelta en una ensaladera para que los granos se hinchen. Cocinar 15 minutos en una olla a presión. Cortar los pimientos asados en finas láminas en sentido longitudinal, y exprimir las 2 limas. En una ensaladera grande poner el aceite de avellana y añadir el diente de ajo aplastado, la sémola de espelta y las láminas de pimientos rojos.

Esta receta puede ir acompañada de una ensalada de canónigos con cebollas rojas.

Tomate

• Puré de tomate con brócoli y orégano

Ingredientes

- 4 tomates del tipo Saint-Pierre medianos
- 200 g de brócoli
- 6 hojas de orégano
- 2 cucharadas soperas de aceite de oliva

Cortar los tomates en rodajas finas. Calentar el aceite de oliva en una sartén y añadir las rodajas de tomate. Dejar que los tomates reduzcan para ver cómo se evapora ligeramente el jugo. Añadir las hojas de orégano cuando esté cocinado, molidas por el mortero. Por otra parte, cocinar al vapor durante 10 minutos el brócoli. Escurrir bien y reservar.

Servir el puré de tomate acompañado del brócoli.

• Tomates rellenos de puré de garbanzos y con polvo de almendras

Ingredientes

- 1 frasco pequeño de puré de garbanzos, preferiblemente orgánicos
- 4 tomates
- 4 cucharaditas de almendras molidas
- 2 cucharadas soperas de aceite de nuez

Quitar el centro de los tomates y ponerlos en un lugar fresco. Por otra parte, sacar el puré de garbanzos y aplastarlo incorporando las almendras molidas.

Cubrir los tomates con esta preparación y añadir 2 cucharadas soperas de aceite de nuez.

Puede ir acompañado de arroz basmati.

FRUTAS

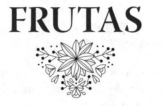

Mirtilos (Arándano)

• Mirtilos con limón confitado y con jengibre

Ingredientes

- 300 g de mirtilos
- 2 limones confitados en rodajas
- $^1/_2$ cucharadita de jengibre molido

Lavar los mirtilos y colocarlos en una pequeña fuente para pastel, preferiblemente de cerámica. Colocar todo alrededor de las rodajas de limón confitadas y espolvorear con el jengibre molido.

Enfriar y servir acompañado de queso faiselle de cabra*, preferiblemente orgánico.

• Mirtilos y plátanos flameados sobre un lecho de avellanas molidas y coco

Ingredientes

- 200g de mirtilos
- 4 plátanos medianos, preferiblemente orgánicos
- 1 tazita de avellanas
- coco molido
- 2 cucharaditas de miel de acacia

En una sartén de fondo esmaltado o de cerámica poner 2 cucharaditas de miel de acacia. Subir de temperatura y colocar los plátanos cortados por la mitad longitudinalmente. Dorarlos en la miel brevemente con cuidado de no romperlos. Antes de enfriarlo, colocar los plátanos en platos individuales y decorarlos con los mirtilos. En el último momento espolvorear con las avellanas molidas y con coco.

Servir con un poco de queso blanco, de oveja, por ejemplo.

---

* El queso faiselle es muy similar al queso fresco.

Casis (Grosella)

• **Puré de casis y menta piperina sobre queso blanco de oveja**

Ingredientes

- 300 g de casis frescos o congelados
- 10 hojas de menta
- 500 g de queso blanco de oveja
- 3 cucharaditas de miel de lavanda

Poner en la batidora el casis acompañado de hojas de menta. Mezclar el queso blanco de oveja con miel de lavanda previamente calentada.

Servir en ramequines junto con pequeñas obleas de espelta al limón.

• **Crema de casis y frambuesas sobre helado de vainilla orgánico**

Ingredientes

- 300 g de casis frescos o congelados
- 50 g de frambuesas
- 1 l de helado de vainilla orgánico

Poner en la batidora el casis con las frambuesas. Filtrar con un tamiz para obtener una crema. Servir las bolas de helado en pequeños ramequines lo bastante profundos para poder recoger la crema de frutas.

Puede servirse con pequeñas magdalenas de pistacho.

Castaña

• Castaña y potimarrón gratinado perfumado al comino

Ingredientes

- puré de castañas, preferiblemente de frasco de vidrio
- 1 potimarrón pequeño, fresco o congelado en forma de cubo, preferiblemente orgánicos
- 2 dientes de ajo
- 2 cucharadas soperas de aceite de oliva
- 100 g queso Condado rallado

Cocinar el potimarrón fresco en cubos pequeños 10 minutos en una olla a presión. Escurrir y mezclar con el puré de castañas triturado para obtener una mezcla homogénea. Machacar 2 dientes de ajo en un mortero, añadirlos a la mezcla y colocar todo en una fuente de gratín de barro engrasada con 2 cucharadas soperas de aceite de oliva. Colocar en el gratín los 100 g de queso Condado rallado. Hornear 20 minutos a 140 °C.

Puede ir acompañado de rebanadas finas de pan con aceitunas negras.

• Castañas y cebollas dulces de Cevenas rellenos con tapenade de aceitunas verdes

Ingredientes

- 1 tarro de puré de castañas, preferiblemente con cachos enteros
- 4 cebollas dulces de Cevenas de tamaño mediano
- tapenade de aceitunas verdes de la Costera del Gard

Limpiar las cebollas dulces, quitarles el centro y cocinarlas en un poco de agua de manantial unos 10 minutos en una olla a presión. Sacarlas y escurrirlas bien. Por otro lado mezclar el puré de castañas con la tapenade verde y rellenar las cebollas con esta preparación. Ponerlo en el horno a 200 °C durante 10 minutos.

Puede ir acompañado de empanadas de sémola de maíz.

Fresas salvajes

• **Mousse de fresas salvajes**

Ingredientes

- 500 g de fresas salvajes
- 3 claras de huevos orgánicos

Montar hasta que quede muy dura las 3 claras de huevo. Cortar en rodajas finas las fresas, escurrirlas un poco y añadirlas con cuidado a la clara de huevo solidificado al baño María.

Degustar preferiblemente fresco.

• **Fresas salvajes Mara y coco sobre rebanadas de brioche de harina de castaña**

Ingredientes

- 500 g de fresa salvaje Mara
- virutas de coco
- 4 rebanadas de brioche de harina de castaña

Quitar el rabillo de las fresas lavándolas rápidamente con agua fría, colocarlas en una compotera y cubrir con virutas de coco. Cortar las rebanadas de brioche en trocitos pequeños, para degustar al mismo tiempo que la preparación.

Degustar preferiblemente fresco.

Membrillo

• Puré de membrillo con lima y miel de lavanda

Ingredientes

- puré de membrillo, preferentemente de frasco
- 1 jugo de lima
- 4 cucharadas soperas de miel de lavanda

En pequeños ramequines de vidrio colocar el puré de membrillo. Añadir una mezcla a base de miel de lavanda batido con el jugo de lima.

Puede ir acompañado de queso Faisselle de oveja.

• Membrillo en gelatina y reducción de cebollas dulces de Cevenas con puré de apio nabo con cilantro

Ingredientes

- 1 tarro de gelatina de membrillo, preferiblemente orgánicos
- 4 cebollas dulces de Cevenas pequeñas
- puré de apio nabo congelado en cubos

Limpiar las cebollas dulces y picarlas. En una sartén, calentar una cucharada sopera de aceite de oliva y reducirlas y dorarlas lentamente. Antes del final de la cocción, añadir la gelatina de membrillo y los cubos de puré de apio.

Puede ir acompañado de sémola de maíz con sabor a hojas de laurel.

Níspero

• **Nísperos y albaricoques en ensalada sobre infusión de melisa**

Ingredientes

- 8 nísperos medianas
- 4 albaricoques secos, preferiblemente orgánicos
- 4 hojas de melisa

La víspera empapar los albaricoques secos en una infusión de hojas de melisa. Retirar los huesos de los nísperos, y colocarlos en pequeñas copelas. Retirar los albaricoques de la infusión, cortarlos en trozos pequeños y mezclarlos con los nísperos.

Puede ir acompañado por un yogur de oveja griego.

• **Puré de nísperos helado y melón cantalupo**

Ingredientes

- 1 docena de nísperos de tamaño mediano
- 2 melones pequeños
- 1 infusión de romero

Hacer puré con los nísperos. Cortar los melones por la mitad horizontalmente, vaciar el centro y colocar dentro el puré de nísperos. Rociar con una infusión de romero fresca.

Puede ir acompañado de un helado de frambuesa orgánico o cualquier otro sabor según los gustos.

Nueces

• **Nueces e higos secos sin pelar**

Ingredientes

- nueces verdes
- 8 higos secos, preferiblemente orgánicos

Elegir los higos bastante gruesos, abrirlos horizontalmente, y colocarlos en su interior las nueces verdes. Cerrar delicadamente los higos.

Puede servirse como acompañamiento de queso blanco mezclado con vainilla.

• **Ensalada de endivias con cebolletas y nueces**

Ingredientes

- 4 endivias medianas
- algunas hojas de cebolletas orgánicas
- algunas nueces verdes
- 2 cucharadas soperas de aceite de nuez orgánica
- 1 limón

Lavar las endivias y deshojarlas, luego colocarlas delicadamente en una ensaladera tras haberlas cortado en trocitos. Añadir las nueces verdes, las cebolletas picadas y, por último, las 2 cucharadas soperas de aceite de nuez además del zumo del limón.

Puede ir acompañada de filetes de trucha ahumada, preferiblemente orgánicos.

Bibliografía

———————◆———————

Artículos

CHATURVEDI, U., SHRIVASTAVA, A., BHADAURIA, S., SAXENA, J.K., BHATIA, G., «A mechanism- based pharmacological evaluation of efficacy of Trigonella foenum graecum (fenugreek) seeds in regulation of dyslipidemia and oxidative stress in hyperlipidemic rats», J. Cardiovasc. Pharmacol., juin 2013, 61(6), p. 505-512.

CUI, G., LENG, H., WANG, K., WANG, J., ZHU, S., JIA, J., CHEN, X., ZHANG, W., QIN, L., BAI, W., «Effects of remifemin treatment on bone integrity and remodeling in rats with ovariectomy- induced osteoporosis», PLoS One, 9 décembre 2013, 8 (12).

HANUS, M., LAFON, J., MATHIEU M., «Double- blind, randomised, placebo- controlled study to evaluate the efficacy and safety of a fixed combination containing two plant extracts (Crataegus oxyacantha and Eschscholtzia californica) and magnesium in mild-to- moderate anxiety disorders», Curr. Med. Res. Opin., 20 janvier 2004 (1), p. 63-71.

HASANEIN, P., RIAHI, H., «Antinociceptive and antihyperglycemic effects of Melissa officinalis essential oil in an experimental model of diabetes», Med. Princ. Pract., 15 novembre 2014.

JOSHI, D.V., PATIL, R.R., NAIK, S.R., «Hydroalcohol extract of Trigonella foenum- graecum seed attenuates markers of inflammation and oxidative stress while improving exocrine function in diabetic rats», Pharm. Biol., 23 octobre 2014, p. 1-11.

MOHAMMAD- ALIZADEH- CHARANDABI, S., SHAHNAZI, M., NAHAEE, J., BAYA-TIPAYAN, S., «Efficacy of black cohosh (Cimicifuga racemosa L.) in treating early symptoms of menopause : a randomized clinical trial», Chin. Med., 1er novembre 2013, 8 (1), p. 20.

PETIWALA, S.M., PUTHENVEETIL, A.G., JOHNSON J.J., «Polyphenols from the Mediterranean herb rosemary (Rosmarinus officinalis) for prostate cancer», Pharmacol., 25 mars 2013 (4), p. 29.

ROCHA, J., EDUARDO- FIGUEIRA, M., BARATEIRO, A, FERNANDES, A., BRITES, D., BRONZE, R., DUARTE, C., SERRA, T., PINTO, R., FREITAS, M., FERNANDES, E., SILVA- LIMA, B., MOTA- FILIPE, H., SEPODES, B., «Anti- inflammatory effect of rosmarinic acid and an extract of Rosmarinus officinalis in rat models of local and systemic inflammation», Basic Clin. Pharmacol. Toxicol., 6 octobre 2014.

SEIDLOVA- WUTTKE, D., HESSE, O, JARRY, H., CHRISTOFFEL, V., SPENGLER, B., BECKER, T., WUTTKE, W., «Evidence for selective estrogen receptor modulator activity in a black cohosh (Cimicifuga racemosa) extract : comparison with estradiol-17-beta», Eur. J. Endocrinol., octobre 2003, 149(4), p. 351-362.

TANMAHASAMUT, P., VICHINSARTVICHAI, P., RATTANACHAIYANONT, M., TECHATRAISAK, K., DANGRAT, C., SARDOD, P., «Cimicifuga racemosa extract for relieving menopausal symptoms : a randomized controlled trial», Climacteric., 22 septembre 2014, p. 1-7.

WANG, J., XIONG, X., FENG, B., «Effect of crataegus usage in cardiovascular disease prevention: an evidence- based approach», Evid. Based Complement Alternat. Med., 2013 (149363)

Obras

CHEVALLIER, L., Vive les plantes, Fayard, París, 2006.

CHEVALLIER, L., 60 ordonnances alimentaires, Elsevier Masson, París, 2011.

DEBUIGNE, G., COUPLAN, F., Petit Larousse des plantes qui guérissent, París, 2006.

GRÜNWALD, J., JÄNICKE, C., HARDEWIG, I., Se soigner par les plantes, Vigot, París, 2010.

MINKER, C., 200 plantes qui vous veulent du bien, Larousse, París, 2013.

PERLEMUTER, G. ET PERLEMUTER, L., Guide de thérapeutique, Elsevier Masson, París, 2014.

ROBERT, S., Les plantes de santé, Presses du Languedoc, 1990.

SOCIÉTÉ D'HORTICULTURE ET D'HISTOIRE NATURELLE DE L'HÉRAULT, Plantes et toxicité, 2012.

ANEXOS

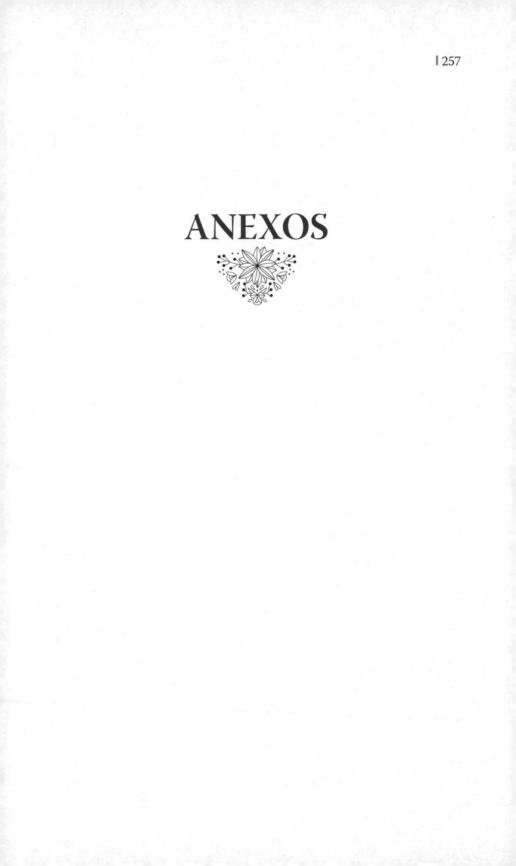

Índice de plantas

———————◆———————

A

Abedul, 18, 25, 27, 59-60, 108, 124

Achicoria, 18, 37, 55, 107, 124, 220, 255

Agrimonia, 27, 42-43, 50, 56, 65-66, 69, 71, 87, 125

Agripalma, 32, 35, 38, 68, 86, 125

Ajo, 35, 115, 126, 219, 222, 225, 227-231, 234, 236-237, 239, 242, 245, 250

Alcachofa, 15, 18, 36, 51-52, 55, 57, 75, 114, 117, 126, 221, 232

Algarrobo, 89

Aljófar, 86, 184

Aloe vera, 106, 108, 115, 123, 127

Alquemila, 127

Amapola, 17, 84, 128

Angélica, 18, 49, 128

Anís verde, 129

Aquilea milenrama, 62, 68-69, 71, 75, 92, 112-113, 129

Arándano rojo americano, 62, 130

Arnica de las montañas, 130

Arranclán, 51, 130

Asperilla olorosa, 17, 46-47, 79, 81, 131

B

Bambú, 21, 25, 28, 134

Baobab, 83, 134

Bardana, 18, 102, 106, 114, 134

Bistorta, 18

Boldo, 18, 55, 75, 117, 135

Bolsa de pastor, 18, 93

Borraja, 18, 106, 108, 133, 215, 224

Brezo, 17-18, 61-62, 113, 136

Buchú, 101, 136

C

Calamento, 117, 138

Caléndula, 15, 29, 66, 106, 108, 130, 138

Camomila, 138

Canela, 17, 47, 88, 139

Cardamomo, 139, 243

Cardo Mariano, 18, 55, 114, 140

Carvi (alcaravea), 140

Casis (grosella negra), 21, 25, 32, 60, 140, 215, 249

Castaño de Indias, 141

Celidonia, 110, 141

Cilantro, 88, 137, 141, 252

Cimífuga, 96, 142

Ciprés, 40, 42, 105, 142
Ciruelo africano, 100, 143
Cola de caballo, 18, 21, 28, 43, 89, 104, 143
Comino, 18, 143, 231, 236-238, 250
Crisantelo, 36, 39, 57, 59, 114, 144
Cúrcuma, 26, 37, 47, 55, 115, 145

D
Damiana, 93
Diente de león, 18, 55, 63, 147-148, 227

E
Eleuterococo, 32, 83, 150
Enebro, 42
Eneldo, 17-18, 47, 149-150
Epilobio, 100-101, 151
Equinácea, 13, 65, 70, 151
Erígero de Canadá, 152
Erísimo, 152
Eschscholzia, 153
Eucalipto, 17-18, 22, 25, 70, 154

F
Fenogreco, 155-156
Fresno, 21, 25, 87, 156
Fumaria, 13, 18, 47-48, 56, 108, 157

G
Galanga, 160
Galega, 18, 160
Gaulteria, 25, 31
Gayuba, 17, 61-62, 101, 161
Gingko biloba, 74, 76, 161
Ginseng, 83, 113, 150, 159, 162
Gordolobo, 17, 162
Griffonia, 32, 75, 90, 117-118, 163
Grindelia, 68, 70, 72, 164

H
Hamamelis, 13, 40, 42-43, 89, 93-95, 104, 106, 166
Harpagofito, 21-24, 166

Helicriso, 109, 165, 167
Hipericón, 32, 82, 167
Hisopo, 18, 168

J
Jengibre, 17, 33, 48, 160, 169-170, 231, 248

K
Kindeliba, 171-172
Konjac, 89-90, 172
Kudzu, 118-119, 173

L
Lamio blanco, 62, 112, 176
Lavanda, 18, 32-33, 65, 69-70, 72, 75, 80, 82, 103, 119, 175-176, 233, 249, 252
Lavandín, 81, 104
Limón, 104-105, 220, 229-230, 232, 234, 238, 248-249, 254
Litotamo, 28, 177
Llantén, 52, 68, 72, 114, 177
Loto, 84, 178

M
Maca, 99, 180
Malva, 17-18, 50, 52, 66, 68, 72, 108, 114, 180
Malvavisco, 17, 180
Marrubio blanco, 69, 87, 179, 182
Matricaria, 18, 46-47, 75, 107-108, 138, 181
Mejorana, 22, 31, 76, 80, 82-83, 181, 188
Meliloto, 13, 17, 43-44, 76, 182
Melisa, 13, 17, 46, 49-50, 79, 153, 183, 253
Menta piperita, 48-49, 93, 115, 183
Mirtilo, 184, 248

N
Niaouli, 103, 111
Nogal, 53, 82, 112-113, 115, 185-186

Nuez, 22, 74, 77, 107-108, 116, 142, 186, 221, 224, 227-228, 232, 236, 244, 246, 254

O
Olivo, 35, 112, 188
Onagra, 188
Orégano, 47, 187-188, 230, 232, 237, 246
Ortiga, 13, 21, 98-101, 109, 176, 189
Ortosifón, 106, 189

P
Paliure, 36, 76, 192
Palmera de Florida, 192
Pasiflora, 77
Pensamiento salvaje, 191, 193
Pervinca pequeña o menor, 40, 74, 76, 99, 193
– de Madagascar, 112
Pilosela, 193
Pino silvestre, 22, 65, 194
Polygala, 194

Q
Quinina roja, 195-196

R
Ravintsara, 69-71
Reina de los prados, 18, 25, 75, 89, 104, 198, 201
Romero, 13, 17-18, 24, 29, 31, 55-56, 65, 70, 86, 104, 112-114, 117, 197-198, 253
Rosa mosqueta, 16, 40, 103, 105-106, 108-109, 111

S
Salicaria, 17, 53, 107, 112-113, 115, 200
Salvia, 17, 62, 95, 200
Sargazo, 201
Satureja, 83, 99, 201
Sauce, 23, 110, 198, 201
Saúco, 18, 66, 199, 202
Sauzgatillo, 18, 75, 92, 94, 202
Sena, 51, 202
Shiitake, 70, 203
Solidago, 59, 62, 100, 112-113, 210

T
Tilo, 32, 39, 81, 205-206
Tomillo, 13, 17, 49, 65-66, 69-71, 81, 83, 98, 104, 110-111, 113, 206, 223, 234, 238, 242

U
Ursina, 98, 207-208

V
Valeriana común, 17, 80, 82, 90, 118, 210
Vara de oro, 18, 59, 61-62, 100, 112-113, 209
Verbena de Indias, 211
Viña roja, 211

Y
Ylang-ylang, 81, 213-214

Índice de los trastornos y de las patologías

———◆———

A

Accidente isquémico transitorio, 76
Accidente vascular cerebal, 76
Acidez
– de estómago, 46
– de orina, 27, 60
Acné, 18, 102-103, 127, 134, 193
Acúfenos, 161
Alcohol (abstinencia), 117
Angina de pecho, 38-39
Anginas, 65-66
Ansiedad, 79-80, 131, 153, 176, 178,
    181-183, 192, 206
Artrosis, 19-21, 24, 156
Asma, 67-68, 105, 125, 154, 164, 168,
    177, 194, 198
Aterosclerosis, 35, 76, 126, 192

B

Bronquitis, 68, 71-72, 151, 154, 164,
    168, 180, 194

C

Calambres musculares, 31-32
Cálculos de
– riñón, 56, 58-60, 136, 148, 163, 184,
    189

– tracto urinario, 58-60, 124, 192, 210
– vesícula biliar, 55-56
Cáncer, 11, 40, 42, 112-115, 150
– de cerebro, 151
– de colon, 139, 156, 166, 186, 189,
    200, 203
– de cuello del útero, 129
– de estómago, 139, 203
– de hígado, 57, 148
– de mama, 62, 95-96, 129, 139, 142,
    148, 156, 188-189, 200, 210
– de piel, 129
– de próstata, 140, 150, 189, 198
– de pulmón, 72, 176, 194
– de riñones, 186
– de vejiga, 188
– leucemia, 136, 181, 188, 200-201
– linfoma, 193
– melanoma, 160, 166, 194, 210
– mieloma, 193
Celulitis, 89, 104, 143, 194, 198
Ciática, 22
Cistitis (ver Infecciones urinarias),
    60-62, 136, 161, 163, 189, 210
Colecistitis, 56
Colesterol, 35-37, 126, 139, 144, 150,
    156, 184, 192, 201, 203

Cuperosis, 40

D

Depresión, 11, 77, 81-82, 95, 163, 167, 178, 210
Diabetes, 11, 36, 85, 87, 160, 184, 194
– de tipo 1, 87
– de tipo 2, 87
Diarrea, 17, 52-53, 88, 115-116, 127, 186, 200

E

Eccema, 105-107, 127, 129, 134, 166, 188, 193, 200
Esguince, 29, 130, 138
Esteatosis hepática, 56-57
Estreñimiento, 44, 51-52, 89
Estrés, 13, 45, 49, 77, 79-80, 103, 131, 162, 181, 183
Estrías, 109

F

Fatiga, 31-32, 34, 78-79, 82-83, 85, 91, 93, 98, 103, 113, 162
Fertilidad (trastornos), 99, 183, 202
Fibromialgia, 28, 31-32, 163
Flatulencias, 18, 49-50, 138, 142, 188, 206

G

Gastritis, 47, 139, 157, 177
Gota, 26-27, 125, 152, 156, 176, 210

H

Hemorroides, 43-44, 125, 141-142, 166, 182, 184, 211
Hepatitis, 54, 95, 140, 172
– A, 54
– B, 54
– C, 54, 176
– D, 54
– E, 54
Herpes, 54, 110-111, 127, 142, 162, 166, 183

Hinchazón, 21, 49-50, 91, 129, 138, 142, 181, 188, 201, 206
Hiperactividad, 83-84
Hipercolesterolemia, 35
Hipertensión arterial, 32, 34-35, 38, 46, 48, 66, 82-83, 150, 153, 176, 182, 188
Hipertiroidismo, 86, 125, 184
Hipotiroidismo, 51, 85-86, 134

I

Infecciones urinarias, 61, 97, 136, 192, 210
Insomnio, 77, 176
Insuficiencia
– cardiaca, 37-38, 143, 153
– lútea, 94
– renal, 21, 63-64, 143, 210
– venosa, 40, 42-43, 141-142, 182, 184
Intestino irritable, 50-51, 127

L

Libido (falta de), 93-94, 98, 208
Lumbago, 22

M

Memoria (trastornos), 73-74, 79, 128, 143, 162, 173, 193
Menopausia, 27, 61-62, 95-96, 142, 173, 200, 211
– postmenopausia, 86
– premenopausia, 94
Migrañas, 73-74, 76
Mucositis, 114-115

N

Náuseas, 48, 74, 115-116, 170, 183
Neurosis postraumática, 80-81

O

Osteoporosis, 27-28, 95, 143, 177

P

Pérdida de cabello, 103-104
Próstata (hiperplasia benigna), 98,
100-101, 112, 140, 143, 151, 163,
189, 192, 198, 210
Prostatitis, 101, 136, 143, 163, 189
Psoriasis, 107-109, 127, 129, 157, 188
Quemaduras
– menores, 127, 138
– solares, 138

R

Reglas
– abundantes, 93-94, 127
– dolorosas, 135
– irregulares, 18
– síndrome premenstrual, 75, 91-92,
129, 181, 188, 202, 211
Reumatismo, 19, 24-26, 156, 181, 189,
210
Rinitis, 64-65, 151
Rinofaringitis, 64-65

S

Sinusitis, 64-65, 151, 194
Sobrepeso, 20-22, 27, 42-43, 47, 56,
72, 85, 88, 96, 163

T

Tabaco (abstinencia), 117-119, 210
Tendinitis, 29-30, 138
Tos, 17, 68-71, 128-129, 152, 180, 182
Trastornos
– de déficit de atención con
hiperactividad, 83-84
– de la circulación, 40, 42, 76, 193,
211
– de la fertilidad, 99
– de la memoria, 73-74, 193
– de la piel, 18, 192
– del climaterio, 95, 143, 173, 184
– del metabolismo, 20, 184
– del ritmo cardiaco, 38, 150, 153
– del sueño, 77-79, 82, 86, 95, 118,
131, 163, 178, 182-183, 192
– depresivos, 82, 210
– digestivos, 46, 49-51, 55-56, 75, 79,
83, 124, 127-129, 142-144, 160, 167,
182, 200-201
– neurológicos, 76
– orgánicos, 73-74
– urinarios, 161

U

Úlcera
– del duodeno, 47- 166
– gástrica, 47, 127, 157, 166, 177, 184,
188
– varicosa, 42, 162, 200

V

Varices, 40, 42-43, 125, 141-142, 166,
182, 184, 211
Verrugas, 109-110, 141
Vértigos, 74, 161
Vesícula (trastorno), 54-56, 125, 198
Vómitos, 48

Índice de recetas

——————◆——————

B
Berenjenas en rodajas y pimientos marinados con aceite de oliva
y con tomillo de garriga 242
Berenjenas picadas con aceitunas negras y ajo 242
Brócoli en tarrina de verduras mezcladas 225

C
Calabacines rellenos de atún y aceitunas negras 243
Castaña y potimarrón gratinado perfumado al comino 250
Castañas y cebollas dulces de Cevenas rellenos con tapenade
de aceitunas verdes 250
Col con patatas y cebollas rellenas de puré de champiñones del bosque 226
Compota de fresas y flores de borraja 224
Compota de ruibarbo y manzanas reinetas con miel 233
Crema de casis y frambuesas sobre helado de vainilla orgánico 249

E
Ensalada de achicoria y de canónigo con almendras tostadas 220
Ensalada de diente de león y pomelo rosado con piñones y semillas
de hinojo 227
Ensalada de endivias con cebolletas y nueces 254
Ensalada de garbanzos con ajo machacado, comino y pasas 236
Ensalada de hojas de verdolaga con piñones tostados y aceitunas
negras marinadas en tomillo 234
Ensalada de judías verdes, cebolla roja, tomate negros de Crimea
y orégano 230
Ensalada de pimientos asados con espelta y lima 245
Espinacas en compota de apio y zanahorias, ajo sin pelar 228

F

Flores de borraja en ensalada melí-meló 224
Flores de brócoli y el salmón salvaje sobre dos hinojo 225
Fondo de alcachofa cubiertos con guisantes chalotas 221
Fondos de alcachofa rellenos de setas y piñones del bosque 221
Fresas salvajes Mara y coco sobre rebanadas de brioche de harina
    de castaña 251
Frijoles con comino y aceitunas negras 238

G

Garbanzos sobre fondue de cebolla y puerros 236
Guisantes y filetes de lubina sobre cama de puré zanahorias 237

H

Hojas de col rellenas de quinua roja y manzanas braseadas 226
Hojas de diente de león al ajo confitado 227
Hojas de vid // parra envueltas sobre quinua roja y guisantes con ajo 229
Hojas de vid enrolladas con puré de garbanzos 229

J

Judías verdes y arroz al curry 230

L

Lentejas verdes de Puy y cebollas dulces a la parrilla 239

M

Matas de rábano braseadas estofado con ajo confitado, con cebolla
    dulce y al comino 231
Membrillo en gelatina y reducción de cebollas dulces de Cevenas
    con puré de apio nabo con cilantro 252
Mirtilos con limón confitado y con jengibre 248
Mirtilos y plátanos flameados sobre un lecho de avellanas molidas
    y coco 248
Mousse de fresas salvajes 251

N

Nísperos y albaricoques en ensalada sobre infusión de melisa 253
Nueces e higos secos sin pelar 254

P

Pan de espinacas con batatas y almendras tostadas 228
Pan de lentejas y zanahorias jóvenes 239
Pimientos rojos rellenos de brandada de bacalao y tapenade negro 245

Potaje de berro y patatas violetas... 223
Puré de apio y tapenade de aceitunas verdes 222
Puré de casis y menta piperina sobre queso blanco de oveja.......................... 249
Puré de membrillo con lima y miel de lavanda... 252
Puré de nabos amarillos con acedera y cebollas dulces de Cevenas............ 219
Puré de nísperos helado y melón cantalupo... 253
Puré de tomate con brócoli y orégano... 246
Puré frío de calabaza con nuez moscada y tapenade de aceitunas verdes ... 244

R
Rama de apio y zanahorias Vichy 222
Rúcula y cebollitas dulces marinadas al orégano y aceite de nuez................. 232
Rúcula y corazones de alcachofas en melí-meló 232

S
Sopa de habas con espelta y limón... 238
Sopa de matas de rábano con remolacha joven, con manzanas reineta
    y al jengibre 231
Soufflé de calabaza con puré de castañas y con queso condado 244

T
Tarta de ruibarbo y peras y sobre un lecho de avellana molidas................... 233
Terrina de achicoria y chirivías sobre salsa de cebollas dulces de Cevenas. 220
Terrina de berro y de huevo duro 223
Terrina de calabacines con albahaca.. 243
Terrina de guisantes y champiñones de París al orégano................................ 237
Tomates rellenos de puré de garbanzos y con polvo de almendras............... 246
Tortas de patata violetas con acedera y con zanahorias jóvenes.................... 219

V
Verdolaga y tapenade de aceitunas verde del Luberon en blinis o pan
    rústico de espelta tostado 234